Gerhard Jäger

Die grüne Kur

Gesundheit aus Pflanzensäften

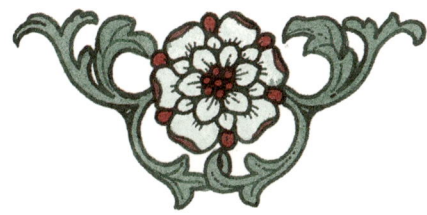

Mosaik Verlag

© 1985 Mosaik Verlag GmbH, München / 5 4 3 2 1
Illustrationen: Karin Blume
Umschlaggestaltung: Angelika Spichtinger
Satz: Filmsatz Schröter GmbH, München
Druck und Bindung: Mohndruck Graphische Betriebe GmbH, Gütersloh
Printed in Germany · ISBN 3-570- 03035-0

Inhalt

Warum eigentlich Kur-Cocktails?

Machen wir uns doch nichts vor: Zu allererst trinkt man irgendein Getränk doch nicht etwa deswegen, weil es »nützlich« ist – sondern weil es gut schmeckt. Deshalb stellt Ihnen das vorliegende Buch Kur-Cocktails vor, die vorzüglich schmecken.

Als zweites fragt man sich dann erst, ob ein Getränk auch der Gesundheit dient. Heilsverkünder der »reinen Lehre« von den Säften der Natur mögen das bedauern. Aber so ist es eben. Darum serviert Ihnen dieses Buch vorzüglich schmeckende Kur-Cocktails, die der Gesundheit dienen.

Die dritte Frage lautet: Warum überhaupt eine »Kur« machen? Warum vier oder sechs oder acht Wochen lang einen Kur-Cocktail trinken? Antwort: Weil jeder Mensch irgendwelche Schwachstellen hat, die er irgendwann spürt und die besonderer Pflege bedürfen. Eine Kur mit Pflanzensäften kostet pro Woche etwa 20 Mark, das ist weniger als ein Haarschnitt, als eine Wochenration Zigaretten, eine Sonntagsmahlzeit oder ein Kneipenabend. Gemessen daran, daß eine Pflanzensaft-Kur tatsächlich einen kurgemäßen Erfolg bringt, den Stoffwechsel belebt, Beschwerden lindert, das Befinden spürbar kräftigt, ist das »kein Geld«.

Naturreine, aus frischen Heilpflanzen gepreßte Säfte sind die kräftigste denkbare Naturmedizin. Ein ganzes Kapitel (Seite 103 ff.) zeigt an, bei welchen Erkrankungen welche Säfte ihre nützlichen Wirkungen für Erwachsene und auch für Kinder entfalten. Bei richtiger Anwendung treten niemals unerwünschte Nebenwirkungen ein.

Was nutzt einem jedoch die Erkenntnis, daß frischer Johanniskraut- und Hafersaft die Nerven kräftigen, wenn man im Winter von Nervosität gepackt wird und frische Säfte nicht zur Verfügung stehen?

Die Säfte, von denen in diesem Buch die Rede ist, sind naturrein und aus frischen Heilpflanzen gepreßt. Man kann sie jederzeit fix und fertig kaufen. Sie sind chemiefrei ohne Zusätze haltbar gemacht, dem frischgepreßten Saft nahezu ebenbürtig und in Reformhäusern immer, auch in einigen Apotheken zu haben. Sie werden unter den gleichen strengen Bestimmungen und Kontrollen hergestellt wie apothekenpflichtige Arzneimittel auch.

Merke: Es gibt nichts Gutes, es sei denn: man tut es.

Pflanzensäfte
sind
Natur pur

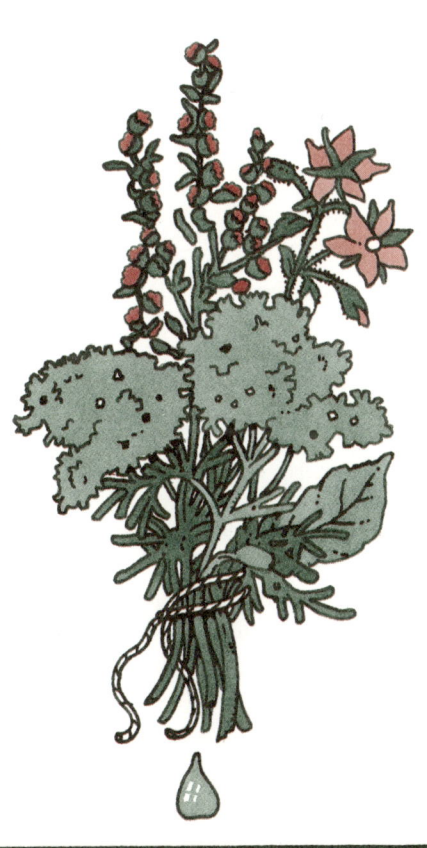

Der Herr läßt die Arznei aus der Erde wachsen, und ein Vernünftiger verachtet sie nicht.« So steht es in der Bibel (Sirach, 38,4) – und da hat die Bibel recht. In Deutschland werden nach Angaben des Bundesgesundheitsamtes rund 900 Heilpflanzen zur Behandlung von Beschwerden und Krankheiten eingesetzt.

Die Behandlung mit Heilpflanzen ist wesentlicher Bestandteil der Naturmedizin, die in jüngster Zeit an Bedeutung gewinnt. Denn zunehmend breitet sich Enttäuschung aus über die chemischen, stark wirkenden Arzneimittel. Mit diesen Medikamenten gelingt es zweifellos, plötzliche und schwere Krankheitszustände schnell und ziemlich sicher in den Griff zu bekommen und in dramatischen Situationen Leben zu retten; in vielen Fällen kann nicht darauf verzichtet werden.

Aber in der Behandlung von Alltagsbeschwerden, in der Langzeit-Therapie chronischer Erkrankungen und sogenannter Folgezustände nach schweren Krankheiten wird die Zweckmäßigkeit moderner Arzneimittel immer öfter angezweifelt. Es kommt zu unerwünschten, teils riskanten Nebenwirkungen, denen immer mehr Patienten mit Skepsis gegenüberstehen.

Die Schwächen der »starken« Medizin

Bereits einfache, rezeptfreie Schmerzmittel schlagen auf den Magen. Viele Frauen, die in den Wechseljahren längere Zeit von Kopfweh und anderen Unpäßlichkeiten geplagt werden, riskieren bei Dauergebrauch dieser vermeintlich »harmlosen« Mittel Müdigkeit, Benommenheit, Magenblutungen, Nierenschäden, Schädigung der weißen Blutzellen (der Krankheitsabwehrtruppe!) oder Pillenabhängigkeit. Beileibe treten nicht alle Beschwerden zugleich auf, sondern »nur« die eine oder die andere.

Bei Schlafmitteln kommt es vor allem zur Abhängigkeit: Will man nach Wochen oder Monaten das Mittel absetzen, schläft man miserabler denn je. Die sogenannten Tranquilizer bieten neben dem Risiko der Abhängigkeit als Nebenwirkungen noch Müdigkeit und Beeinträchtigung der Reaktionsfähigkeit (besonders mit Alkohol).

Rheumamittel machen wahlweise Kopfweh, Magen- und Darmstörungen, Schwindelgefühl, Blut-, Leber- oder Nierenschäden. Da Rheuma eine lebenslange Krankheit ist und der Rheumatiker jahrzehntelang das Bedürfnis hat, seine Beschwerden zu lindern, ist das Nebenwirkungsrisiko beträchtlich.

Blutdrucksenker können Depressionen, Allergien oder Blutschäden machen, Betablocker vorhandene Herzschwäche verstärken. Magenmittel machen den Mund trocken und können die Knochenbildung beeinträchtigen, Abführmittel führen zu Mineralstoffverlusten.

Die Aufzählung ist unvollkommen, in Wirklichkeit gibt es mehr mögliche Nebenwirkungen.

Die Stärken der sanften Medizin

Sanfte Naturmedizin, wie sie »der Herr aus der Erde wachsen« läßt, hat solche Nebenwirkungen nicht. Die Wirkung von Heilpflanzen ist (von Ausnahmen abgesehen) behutsam. Die Phytotherapie (Heilpflanzen-Behandlung) ist deshalb besonders geeignet für alle Alltagsbeschwerden, viele chronische Erkrankungen, Folgezustände nach schweren Krankheiten und für alle leichteren akuten inneren und infektiösen Erkrankungen.

Die »sanfte Droge«, wie der Apotheker sagt, macht nicht abhängig und schon gar nicht »süchtig«. Sie stärkt die körpereigenen Selbstheilungskräfte. Zur Heilung oder Besserung von Beschwerden braucht sie allerdings einige Zeit. Deshalb wird grundsätzlich die »kurmäßige« Einnahme von Naturheilmitteln über einige Wochen empfohlen.

Natur so natürlich wie möglich

Seit Jahrtausenden ist die Zubereitung von »Kräutertees« aus Heilpflanzen bekannt. Auch heute gibt es in Reformhäusern und vielen Apotheken fertige Kräutermischungen und zahlreiche Einzelkräuter zum Selbermischen gegen viele Beschwerden. Teezubereitungen können durchaus wirksam sein. Die moderne Arzneimittelkunde beklagt aber zu Recht, daß der getrockneten Heilpflanze ihre »Säfte«, also Wasser, ätherische Öle, Vitamine, Mineralstoffe, Farbstoffe, Gerbstoffe, Eiweiß- und Zuckerarten teilweise verlorengehen oder sich verändern.

Jahrhundertealt ist die Apothekerkunst, den ausgepreßten Saft oder den Auszug von Heilpflanzen in Alkohol zu konservieren. Aber auch Alkohol zerstört oder verändert zahlreiche Wirkstoffe. Zudem gerät die Tinktur zunehmend in die Schußlinie, weil Alkohol mindestens für Kinder und Jugendliche keine geeignete Medizin sein kann und für Alkoholkranke ein Risiko darstellt. Dem stehen jüngste Forschungsergebnisse entgegen, daß winzige Alkoholmengen – am Rande der Abstinenz! – durchaus günstig auf Nerven, Blutgefäße, Herz- und Hirndurchblutung einwirken.

Die Heilpflanze so natürlich wie möglich zu verabreichen und die Pflanzensaft-Therapie zu begründen, war die Idee des deutsch-schweizer Apothekers Walther Schoenenberger.

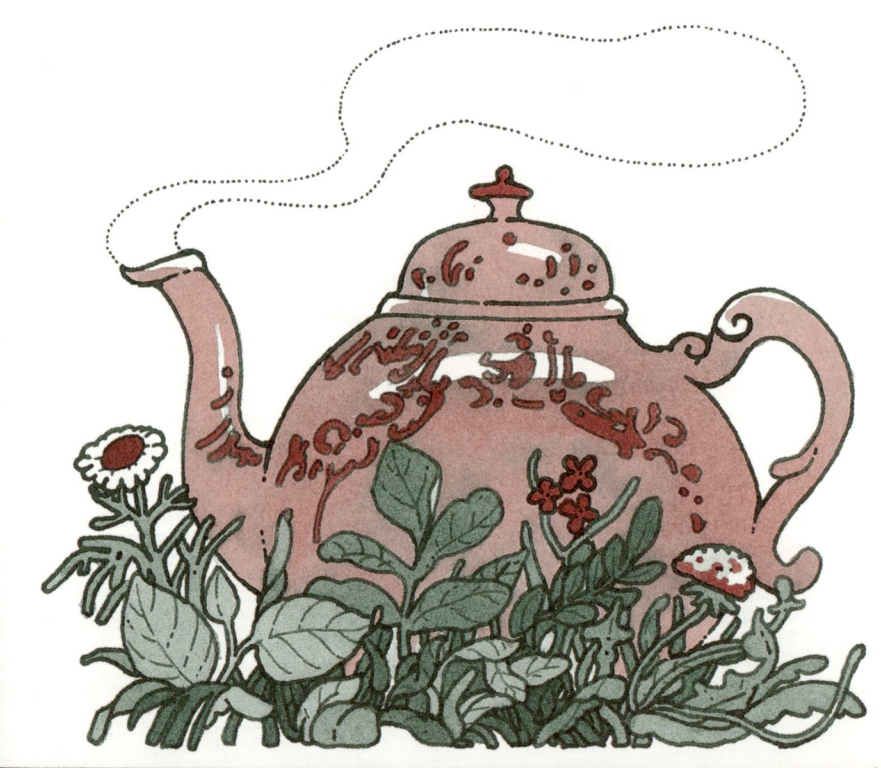

Natursaft zu jeder Jahreszeit

Daß von den heilenden Kräften einer Pflanze mit sanftem Wirkstoffgehalt möglichst nichts mehr verlorengehen sollte, leuchtet auch dem Laien sofort ein. Schließlich ist ein frischer Apfel vitaminreicher als Dörrobst, also wird auch die frische Heilpflanze besser sein als die getrocknete. Weitere Überlegung: Wenn selbst noch Tee aus getrockneten Kräutern oder Tinktur aus alkoholischer Lösung pflanzlicher Wirkstoffe nach einiger Zeit heilende Wirkungen erzielen, dann müßte der naturreine Saft der Pflanze verläßlicher und schneller heilen können.

Walther Schoenenberger fand nach seinem Studium in München als Apothekergehilfe in einer Nürnberger Apotheke einen verständnisvollen Chef, und so konnte er in zahlreichen Analysen seine Theorie bestätigen: Die Frischpflanze hat nur Vorteile, keine Nachteile.

Der Haken an der ganzen Sache: Was nutzt der gallenwirksame frische Löwenzahn, der im April/Mai im kräftigsten Saft steht, gegen Gallenbeschwerden nach dem Weihnachtsbraten? Jeder weiß es, roher Saft verdirbt binnen weniger Tage.

Der Rest ist schnell erzählt: Walther Schoenenberger tüftelte ein Verfahren aus, die frischen, kaltgepreßten Pflanzensäfte durch Kurzzeiterhitzung ohne jede chemische Zugabe haltbar zu machen. Der Wirkstoffverlust ist minimal, die wirkungsgleiche Haltbarkeit in der verschlossenen Flasche garantiert.

In der Medizin ist es üblich, spezielle therapeutische Methoden oder Instrumente nach ihrem Entdecker zu benennen. So reden heute selbst Laien von der Kneipp-Kur mit Kneippschen Wickeln, Güssen und Bädern. Gleichermaßen ist die Schoenenberger-Pflanzensaft-Therapie in der Naturheilkunde bekannt.

Die Gebote des Entdeckers

Der 1982 in hohem Alter verstorbene Apotheker Walther Schoenenberger begriff schon in den zwanziger Jahren, daß der Segen der sanft wirkenden Arzneipflanze ins Gegenteil umschlagen kann, wenn die Säfte durch chemische Dünger, Insektizide, Pestizide, Auto- und Industrieabgase verunreinigt sind. Er forderte:

● Biologischen Anbau – frei von allen chemischen Dünge- und Schädlingsbekämpfungsmitteln, abseits dichten Autoverkehrs.

● Ideale Erntezeit – nämlich in jenem kurzen Zeitraum, in dem der Zellsaft die meisten Wirkstoffe enthält. Dieser Zeitraum wurde für alle von ihm verwendeten Pflanzen genau erforscht.

● Viele strenge Kontrollen des Anbaus und des Bodens – dafür als Gegenleistung Abnahmegarantie bei den unter Vertrag stehenden Bauern im In- und Ausland.

● Schnelle Verarbeitung – möglichst binnen Stunden – von der Ernte bis zur Flasche, damit der Gesamtreichtum der Wirkstoffe für die Behandlung bewahrt bleibt.

● Peinliche Sauberkeit.

Es ist nicht auszuschließen, daß bei wachsendem Interesse an naturreinen Pflanzensäften der eine oder andere Hersteller »eine schnelle Mark mitnehmen« möchte und auf die strenge Einhaltung der Gebote nicht achtet. Insbesondere bleiben die Anbaukontrolle, die Reinheit der Pflanze und der ideale Erntezeitpunkt für den Verbraucher reine Vertrauenssache.

Die Besonderheiten des Pflanzensaftes

Die Behandlung von Beschwerden mit naturreinen Pflanzensäften ist anders als andere Heilbehandlungen: Die Inhaltsstoffe der Pflanzensäfte werden vom menschlichen Organismus besonders gut aufgenommen und verarbeitet, denn sie entsprechen dem ursprünglichen Lösungsverhältnis in den pflanzlichen Zellen. Diese pflanzlichen Zellen sind den menschlichen Zellen ähnlicher als synthetische Moleküle. Denn pflanzliches wie tierisches oder menschliches Leben haben den gleichen Ursprung.

Der natürliche Lösungszustand der Frischpflanzensäfte – im bewußten Gegensatz zu starken Konzentrationen chemischer Medikamente – schont Magen, Darm, Leber und Blut. Im Gegensatz zu Monowirkstoffen vereinen sich im Pflanzensaft zahlreiche organische Stoffe und Mineralstoffe zu einer natürlichen Lebenseinheit. In dieser Ganzheit und Ausgewogenheit entfalten die Wirkstoffe eine besser regulierende und harmonisierende Wirkung als isolierte Einzelsubstanzen.

Schließlich haben alle Pflanzensäfte einen überwiegend basischen Mineralgehalt und wirken daher der ernährungsbedingten (durch Fleischmast!) und gesundheitsschädlichen Übersäuerung des menschlichen Organismus entgegen.

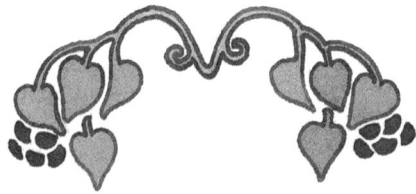

Auch Gemüsesäfte können heilen

Daß Gemüse »gesund« ist, weiß jedes Kind. Dennoch sind wir Bundesbürger die größten Gemüsemuffel Europas. Statt voller Gemüseteller und Salatschüsseln betreiben viele von uns eine gefährliche Fleischmast. Rund 100 Kilo Fleisch- und Wurstwaren futtert jährlich jeder Deutsche vom Baby bis zum Greis laut Statistik. Neuerdings mehren sich wissenschaftliche Erkenntnisse, daß Fleisch- und Fettmast das Blut zur dicken Suppe machen, kapillare Durchblutungsstörungen her-

aufbeschwören und letztlich zu Herz- und Hirninfarkt führen können.

Walther Schoenenberger, der Erfinder der Pflanzensaft-Therapie, kannte diese Forschungen in den zwanziger Jahren noch nicht. Er nahm heutige Erkenntnisse vorweg, als er sich auch jener Gemüsearten annahm, denen in früheren Epochen heilende Wirkungen zugesprochen wurden. Er untersuchte Rote Bete und fand in ihrem frischen Preßsaft blutbildenden Farbstoff und hohen Mineralgehalt. Im Saft der Bohnen entdeckte er zwei wasserableitende und harntreibende Wirkstoffe, im Möhrensaft das Provitamin A sowie Eisen und andere Mineralstoffe, die der allgemeinen Kräftigung dienen, im Schwarzrettich leber- und gallenwirksame Substanzen. Der Selleriesaft enthält viel Kalium, nervenanregende ätherische Öle und nierenkräftigende Substanzen.

Der frische Saft des Knoblauchs bewirkt insbesondere mit seinem Lauchöl eine Entgiftung des Körpers, fördert die Durchblutung und normalisiert den Blutdruck. Erst 1984 wurde in der Bundesrepublik eine wissenschaftliche Kommission gebildet, die den vielseitigen Heilwirkungen des Knoblauchs auf die Spur kommen soll. Insbesondere mehren sich die Anzeichen, daß Knoblauch auch krebshemmende Wirkstoffe enthält.

Inzwischen ergänzen Zwiebelsaft zur Verbesserung der Fließfähigkeit des Blutes, Weißkohlsaft (gegen nervöse Magenbeschwerden), Kartoffelsaft (gegen Magenübersäuerung), Tomatensaft (Anregung der Bauchspeicheldrüse, Erfrischungs- und Fastengetränk) die Palette gesundheitlich wirksamer Gemüsesäfte. Der Sauerkrautsaft, als einziger unter den Säften ein vergorenes Ernteprodukt, reguliert die gestörte Darmflora, z. B. nach antibiotischen Behandlungen, und wirkt als mildes Abführmittel. Bemerkenswert ist ferner, daß Ärzte noch in den zwanziger Jahren dieses Jahrhunderts den Sauerkrautsaft Diabetikern als Medizin verordneten. Er kann durchaus bei leichtem, altersbedingtem Diabetes geeignet sein, die Blutzuckerwerte zu verbessern.

Pflanzensäfte als Cocktail

»Ich bin ganz sicher«, sagte Walther Schoenenberger, »wir sind noch lange nicht am Ende neuer Erkenntnisse über Wirkung und Kraft der Heilpflanzen.« Er hat die große Rückbesinnung der »modernen Menschen« auf die Heilkräfte der Natur noch erlebt. Er war sein ganzes Leben lang allem Neuen aufgeschlossen, wie es seit eh und je jeder Entdecker ist.

Unsere Lebensgewohnheiten haben sich gewaltig gewandelt. Früher hieß es z. B.: »Schlecht muß eine Medizin schmecken, dann wirkt sie.« Heute überziehen Pharmazeuten bittere Pillen mit süßer Zuckerhülle oder füllen ein beißendes Konzentrat in eine Gelatinekapsel zum Schlucken.

Das kann man mit natürlichen Pflanzensäften nicht machen. Ein Konzentrat von Pflanzensaftwirkstoffen wäre nicht mehr dasselbe wie der frische, unverfälschte, schonend haltbar gemachte und in Flaschen gefüllte Saft der ganzen Heilpflanze. Erst 1–2 Eßlöffel, ein kleines Schnapsglas voll (0,2 cl), ein Sherryglas voll Möhren-, Tomaten-, Sauerkraut- oder Holundersaft ergeben eine wirksame Dosis – alles andere wäre Betrug. Erst eine Vier- oder Achtwochenkur bewirkt eine Umstimmung des Körpers, weckt die körpereigenen Abwehr- und Selbstheilungskräfte.

Darum bietet es sich an, natürliche Pflanzensäfte zu Kur-Cocktails zu mixen, die schmackhaft sind und deshalb über längere Zeit gern und mit Verläßlichkeit getrunken werden.

Da hat die Naturheilkunde aber »Pech«

Natürlich können Sie, wenn Sie plötzlich Kopfweh bekommen, eine einfache Schmerztablette schlucken, z. B. Acetylsalicylsäure (Aspirin) oder Paracetamol (Ben-u-ron). Dann werden die lästigen Schmerzen wahrscheinlich binnen 20 Minuten weg sein. Würden Sie statt dessen Weißdornsaft (kreislaufaktiv) oder Schafgarbensaft (entkrampfend) oder Peter-

siliensaft (gefäßwirksam) trinken, gäbe es wahrscheinlich keine vergleichbare Sofortwirkung.

Falls Sie aber häufig Kopfweh haben, z. B. täglich oder mehrmals in der Woche oder jedesmal während der monatlichen Regelblutung, werden Sie schon selbst auf die Idee gekommen sein: Kopfwehtabletten helfen zwar – aber heilen nicht. Vielleicht merken Sie auch bereits, daß Sie allmählich immer häufiger eine Tablette brauchen oder daß Sie mehr Tabletten brauchen als früher, damit der Schmerz verschwindet. Das ist unter dem Begriff »Gewöhnung« zu verstehen.

Natürliche Pflanzensäfte können im

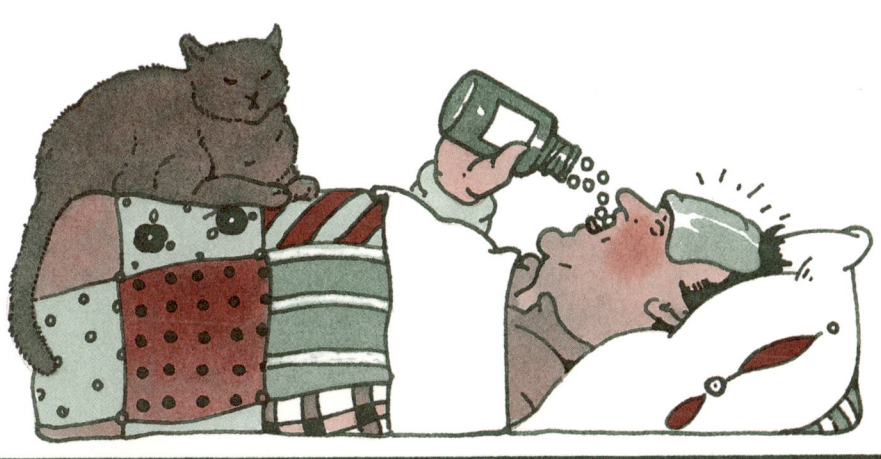

Gegensatz zur Schmerzpille »nur« die Neigung zum immer wiederkehrenden Kopfweh heilen. Dazu ist es allerdings nötig, einige Wochen täglich drei- bis viermal 1 Eßlöffel vom »richtigen« Saft zu nehmen – auf Seite 103 ff. finden Sie die entsprechenden Hinweise.

Das »Pech« für die Naturheilkunde: Der Betroffene vergißt die Einnahme seines Mittels sehr oft, weil er es ja kurmäßig auch dann einnehmen soll, wenn er augenblicklich keine Beschwerden hat. Außerdem beseitigt der Pflanzensaft nicht sofort alle lästigen Symptome. Schließlich greift man auch nicht zum Saft, weil man »süchtig« danach geworden ist. Am Ende kann das Mittel nicht heilen, weil man es nicht lange und pünktlich genug eingenommen hat.

Der Durst als Gesundheitshelfer

Da kommt uns der Durst und unser tägliches Bedürfnis zu trinken gerade recht: Kur-Cocktails helfen mit, den Durst zu löschen. Sie erfrischen und werden zur angenehmen Gewohnheit, ohne »süchtig« zu machen.

Längst ist es ja Sitte bei vielen Leuten, nach Feierabend, vor der Hauptmahlzeit, auch danach und während des Abends einen Drink zu nehmen. Meist handelt es sich um alkoholische Getränke – und dann muß man sagen: Leider bleibt es nicht bei diesem einen Drink. Während Alkohol in winziger Menge (ein Drink) eine nervenentspannende, leicht gefäßerweiternde Wirkung entfaltet, belasten größere Mengen den Kreislauf und die Leber und führen außerdem zur Abhängigkeit.

Die meisten Kur-Cocktails in diesem Buch sind deshalb alkoholfrei. Schmackhafte, durstlöschende, erfrischende Drinks bedürfen nicht des Alkohols. Insbesondere dann nicht, wenn natürliche Pflanzensäfte ihre spezielle Wirkung entfalten, z. B. Weißdorn die Herztätigkeit reguliert, Hafersaft die Nerven beruhigt, Baldriansaft angenehmen Schlaf vorbereitet, Wermutsaft den Magen stärkt usw.

Einige Kur-Cocktails in diesem Buch enthalten auch Alkohol. »Aha«, werden die Philister jetzt sagen, »da wollt ihr also die Leute nun durch die Hintertür süchtig machen, damit sie euren Heilpflanzensaft trinken.« Das ist natürlich Unfug. Denn erstens wird hier gesagt: Nehmen Sie davon einen Cocktail nach Feierabend, vor oder nach dem Essen oder vor dem Schlafengehen. Wer mehr davon schluckt, schadet sich nicht nur durch die zu große Alkoholmenge, sondern unter Umständen auch durch zu viel Heilpflanzensaft, der ja wirksame Medizin ist.

Zweitens bedürfen fröhliche Zecher nicht des Kur-Cocktails, um sich ihr tägliches Übermaß an Alkohol hinter die Binde zu kippen.

Und drittens hat es wenig Sinn, die »reine Lehre« von der völligen Alkohol-Abstinenz zu predigen, wenn nicht ein entsprechender Leidenszustand den Alkoholgenuß total verbietet. Wer Appetit auf einen alkoholhaltigen Drink hat, mag ihn nehmen und entsprechend seinen Beschwerden mit einem Heilpflanzensaft mixen; er soll aber wissen, daß womöglich schon der zweite, jedenfalls aber der dritte Cocktail zuviel ist.

Warum keine fertigen Kur-Cocktails?

Die Frage steht ihm Raum, und es ist nicht auszuschließen, daß eines Tages ein Hersteller auf die Idee kommen könnte, fertig gemixte, gesüßte, fruchtige Kur-Cocktails unter Zusatz von Pflanzensäften anzubieten. Sollten Sie jemals solche Mixtur entdecken: Lassen Sie die Finger davon!

Man braucht kein Lebensmittelchemiker zu sein, um diese Warnung richtig zu verstehen: Alle Früchte der Natur, also Orangen, Trauben, Äpfel, Aprikosen, haben einen eigenen, in sich harmonischen Gehalt an Säften mit Säuren, Bitterstoffen, Fruchtzucker, Stärke, Eiweißstoffen, Vitaminen und Mineralstoffen. Schüttet man zwei oder mehrere verschiedene Säfte zusammen, kommt es sofort zu geschmacklichen Veränderungen, die durchaus erwünscht sein können. Alsbald gibt es aber auch chemische Reaktionen. Die spielen bei reinen Erfrischungsgetränken keine wesentliche Rolle. Gibt man aber einen Heilpflanzensaft dazu, muß mit Veränderungen und/oder Abschwächungen der erwünschten medizinischen Wirkungen gerechnet werden, die sich der Kontrolle entziehen. Die Heilmittelqualität kann nicht länger aufrechterhalten werden.

Da die meisten natürlichen Pflanzensäfte naturtrüb sind und mehr oder weniger feste Bestandteile enthalten, die sich auf dem Flaschenboden abset-

zen und vor dem Trinken aufgeschüt-
telt werden müssen, wären fertige Mix-
drinks außerdem überwiegend unan-
sehnlich – oder es müßten wichtige
Wirkstoffe ausgefiltert werden. Vor jeder Verfälschung eines Heilpflanzen-
saftes muß daher gewarnt werden.

Wer sich seine Kur-Cocktails zum So-
fortverzehr selber mixt, läuft das Risiko der Veränderung erwünschter me-
dizinischer Wirkungen grundsätzlich
nicht – jedenfalls nicht mehr, als sich
im Magen wirksame Medizin und andere Nahrungsmittel vermischen.

Kur-Cocktails für Gesunde

Gesundheit darf man laienhaft getrost
als einen Zustand bezeichnen, bei dem
sich der Mensch in der Lage fühlt,
»Bäume auszureißen«. Goethe schil-
derte deftig dieses Gefühl im Faust I:
»Mir ist ganz kannibalisch wohl, als
wie fünfhundert Säuen.« Die Weltge-
sundheitsorganisation definiert Gesundheit anspruchsvoll als »Zustand
vollkommenen körperlichen, geisti-
gen und sozialen Wohlbefindens«.

Nun ist man nicht automatisch gleich

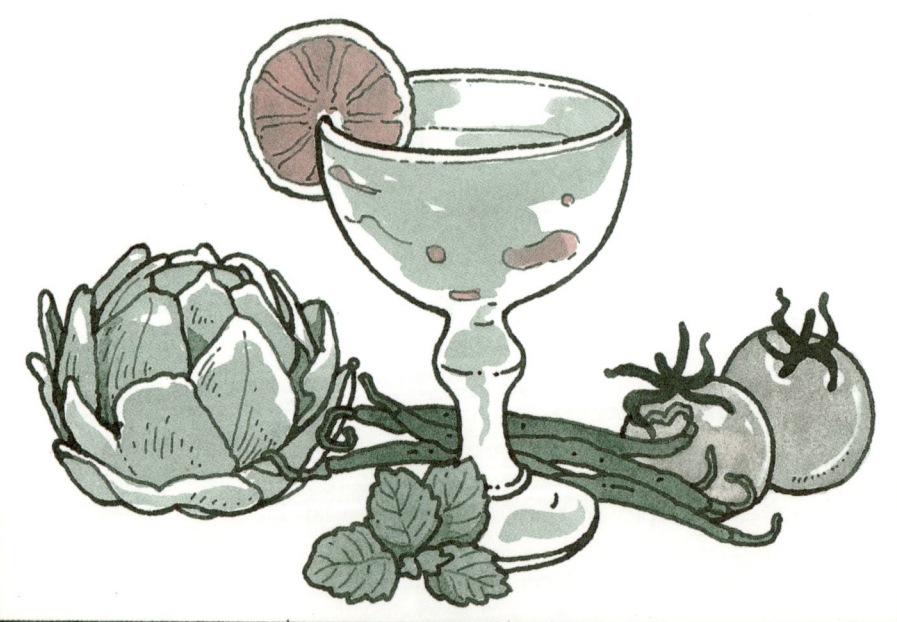

»krank«, wenn man mal einen Tag oder eine Woche lang keine Lust hat, »Bäume auszureißen«. Kein vernünftiger Mensch wird zum Arzt laufen, weil er sich mal schlapp oder müde oder deprimiert oder nervös fühlt, weil ihn »die Fliege an der Wand« stört oder ihm »eine Laus über die Leber gelaufen«, etwas »auf den Magen geschlagen« ist oder »das Herz betrübt« hat oder weil er »aus der Haut fahren« möchte.

Sie sehen, es gibt eine »Körpersprache«, die Beschwerden anzeigt: Da ist noch nichts »richtig« krank, aber »richtig« gesund ist der Mensch auch nicht. Der Körper sendet Alarmsignale.

Hinzu kommt noch: Jeder Mensch hat seine ganz persönliche Schwachstelle. Beim einen rebelliert der Magen schneller, der andere wird schneller »kribbelig«, wenn er unter besonderer Belastung steht.

Natürliche Pflanzensäfte sind geeignet, Schwachstellen zu pflegen und Schwächeperioden schneller zu überwinden. Kur-Cocktails können der Ausbreitung körperlicher und nervlicher Mißempfindungen vorbeugen. Sie können verhüten, daß aus dem Unbehagen erst eine Krankheit wird.

Kur-Cocktails gegen Stoffwechselstörungen

Besonders übel dran sind Menschen mit sogenannten Stoffwechselstörungen. Diabetikern sind z. B. nicht nur die meisten alkoholischen Getränke verboten, sondern auch erfrischende Limonaden, soweit sie Zucker enthalten. Bei Gichtkranken löst Alkoholgenuß leicht einen schmerzhaften Anfall aus. Sie müssen sich vor jeder Völlerei, insbesondere vor Fleischgenuß hüten. Für Leberleidende sind Alkoholika Gift, und Eiweiß ist nur in geringen Mengen erlaubt. Übergewichtige müssen sich vor jeder Nahrungskalorie in acht nehmen, wenn sie ein paar Pfunde abspecken oder mindestens nicht noch weiter zunehmen wollen.

Alle von Stoffwechselstörungen Betroffenen müssen sich angenehme Feierabend-Getränke versagen. Familientreffen, Geselligkeiten, Partys können dann zum Greuel werden. In einem besonderen Abschnitt (Seite 97 ff.) finden Sie deshalb Kur-Cocktails, die bei verschiedenen Stoffwechselstörungen nicht nur erlaubt sind, sondern auch noch der speziellen Störung entgegenwirken.

Kur-Cocktails für kranke Menschen

Nun gibt es akute und chronische Krankheiten, bei denen auf ärztliche Verordnung starke Medikamente eingenommen werden müssen. Es spricht nicht gegen die Wirksamkeit von Heilpflanzensäften, wenn für solche Fälle ausdrücklich erklärt wird: Halten Sie ärztliche Verordnungen strikt ein, denn Heilpflanzensäfte wären zu schwach, wo Antibiotika, Sulfonamide, Antihistaminika geboten sind.

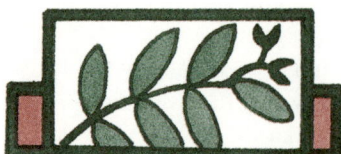

Allerdings ist es möglich, bei den meisten Krankheiten zusätzlich zu verordneten Medikamenten Heilpflanzensäfte zu nehmen – auch in Form von Kur-Cocktails. Sie bekommen dazu spezielle Rezepte, die den Krankheitsverlauf günstig beeinflussen und unter keinen Umständen schaden können. Schauen Sie einfach im letzten Kapitel unter der entsprechenden Krankheit nach, welche Pflanzensäfte und welche Cocktails geeignet sind.

Kur-Cocktails – ganz im Sinne des Erfinders

Der wissenschaftliche Entdecker der Pflanzensaft-Therapie, der Apotheker Walther Schoenenberger, hat verordnet, den Saft jeweils mit der etwa fünffachen Menge Wasser zu verdünnen und so zu trinken. Es leuchtet ein, daß dies eine akkurate Methode ist, »Medizin« einzunehmen.

Heilpflanzensäfte sind Medizin, »grüne Medizin pur«. Das heißt auch: ungesüßt, oft bitterlich. Bitterstoffe gehören zu den wichtigen Heilmitteln. Verschiedene Bitterstoffe haben einige gemeinsame Wirkungen – so etwa sind sie alle gallenwirksam und damit verdauungsfördernd. Jeder Bitterstoff hat außerdem seine spezielle Wirkung, z. B. auf die Leber, die Nieren oder das Gefäßsystem. Es wäre sinnwidrig, die Bitterstoffe zu entfernen.

Kur-Cocktails werden durch die leicht bittere Note von naturreinen Pflanzensäften nicht verdorben, sondern – im Gegenteil – erst richtig angenehm, nämlich würzig, herb, erfrischend. Vor allem für Erwachsene, denen etwa süße Limonaden und Säfte oft zuwider sind. Die leichte Bitternote von Bitter-

Lemon, Pampelmusensaft, Campari, Magenbitterlikören oder Wermutgetränken wird von Erwachsenen außerordentlich geschätzt.

Deshalb sind Kur-Cocktails mit natürlichen Pflanzensäften keine neue Therapie, sondern lediglich eine neue, zusätzliche, besonders angenehme Darreichungsform. Dr. Hanns Schoenenberger, Sohn des Entdeckers der Heilpflanzensaft-Therapie sagt: »Kur-Cocktails entsprechen dem Zug der Zeit. Sie verfälschen nicht, wenn sie richtig zusammengestellt, in der gebotenen Menge und zum richtigen Zweck frisch getrunken werden. Sie können dazu beitragen, daß die Naturmedizin auch regelmäßig eingenommen wird. Mein Vater war immer ein Mann des Fortschritts. Deshalb würde er die Idee mit den Kur-Cocktails bestimmt begrüßen.«

Kein Freibrief für Torheiten

Kur-Cocktails können Übergewichtigen nicht helfen, den träge gewordenen Fett- und Eiweißstoffwechsel zu beleben, wenn sie weiterhin unvernünftig viel Fleisch, Fett und Süßigkeiten futtern. Kur-Cocktails können ihre Wirkung nicht entfalten, wenn täglich große Mengen Alkohol getrunken werden. Naturreine Heilpflanzensäfte versagen – genau wie jede andere Medizin –, wenn der Mensch nicht bereit ist, wenigstens einige der liebgewordenen »Alltagssünden« zu reduzieren – als da sind: Vielraucherei, Bewegungs- und Trainingsmangel, Schlafmangel oder Mangel an nervlicher Entspannung.

Naturmedizin verlangt, mehr als die chemotherapeutische Spritze oder Pille, aktive Mithilfe. Wer ganz und gar passiv nur abwartet, was »da drinnen« nun passiert, vergibt die Chancen, sein körpereigenes Abwehr- und Selbstheilungssystem mit Hilfe sanfter Naturarznei optimal in Schwung zu bringen.

Kur-Cocktails sind also kein Freibrief, mit dem man sich absolutes Wohlbefinden und beste Gesundheit bei fortgesetzt unvernünftigem Lebenswandel erkaufen kann.

Naturmedizin wird, in welcher Form auch immer, an Wirksamkeit einbüßen, wenn gleichzeitig starke chemische Medikamente in größerer Menge als nötig genommen werden. Wer sich ohne ärztliche Verordnung in die Abhängigkeit von Aufputschmitteln, Beruhigungsmitteln, Schlafmitteln, Abführmitteln begeben hat, kann Hilfe von Heilpflanzensäften nur erwarten, wenn er sich aus seinen gewohnten Medikamenten gleichzeitig »ausschleicht«, also die Dosis Tag um Tag, Woche um Woche verringert und das chemische Medikament schließlich ganz absetzt.

Wer von ärztlich verordneten, starken Medikamenten abhängig ist, darf diese niemals eigenmächtig absetzen. Er kann sich aber bei einem Arzt für natürliche Heilweisen Rat holen, ob es möglich ist, starke Medikamente teilweise oder ganz durch Naturmedizin zu ersetzen. Von »Selbstverordnungen« muß in diesen Fällen aber dringend abgeraten werden.

Kinder sollen nicht an den leichtfertigen Gebrauch von Medikamenten gewöhnt werden. Einige Kur-Cocktails können Kindern jedoch helfen, über Erkältungsinfektionen, Magenverstimmungen, Appetitlosigkeit leichter und schneller hinwegzukommen.

Auch die Nerven und die Konzentrationsfähigkeit lassen sich durch Kur-Cocktails stärken, was etwa vor Prüfungen von Nutzen sein kann.

Ziel jeder Therapie sollte es sein, den Organismus in die Lage zu versetzen, ganz ohne Medikamente alle seine Aufgaben einwandfrei zu erfüllen. Das gilt in besonderem Maße für die Naturmedizin: Sie wird kurmäßig eine Zeitlang eingenommen, damit der Betroffene alsbald auf höherem Gesundheitsniveau frei von Medikamenten leben kann. Es gibt allerdings chronische Leiden und Defekte (z. B. Rheuma, Diabetes), die ein solches Leben ohne Medikamente nicht mehr ermöglichen. Wer Naturmedizin, auch Heilpflanzensäfte, lebenslang einnehmen muß oder will, sollte jedoch unbedingt einen Arzt für natürliche Heilweisen befragen.

Mißbrauch, medizinisch *Abusus,* kann mit allem und jedem getrieben werden – mit Medikamenten, mit dem Essen und Trinken, mit der Arbeit und der Freizeit und sogar mit der Liebe.

Die Kur-Cocktails in diesem Buch sind für Leute gemacht, die davon vernünftigen Gebrauch machen wollen.

Zum Wohle, so sagt man bei uns. Oder Prosit. Alle Welt prostet sich zu: Your health, á votre santé, salud, salute, skol, na sdorowje, egész ségére. Stoßen Sie an mit Kur-Cocktails, auch und vor allem ohne Alkohol: Auf Ihre Gesundheit!

Das Pflanzensaft-ABC von Artischocke bis Zwiebel

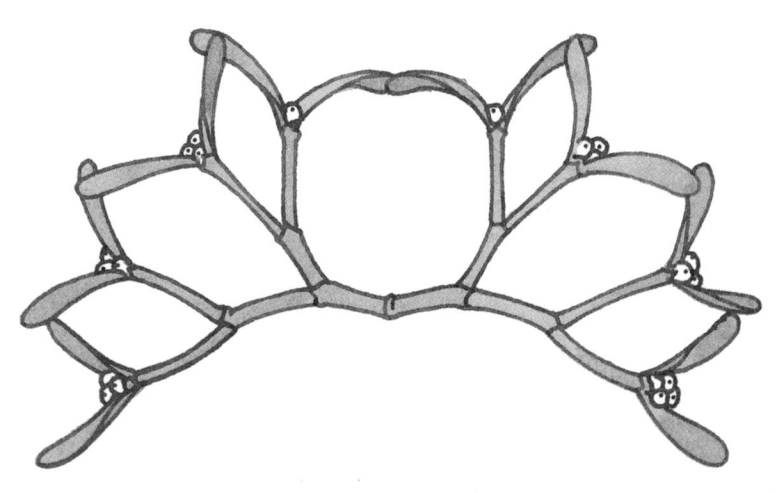

Der moderne Mensch will wissen, »was drin ist« in einer Arznei, wie sie wirkt im Organismus. Während bei stark wirkenden, chemischen (auch rezeptfreien) Medikamenten immer dringlicher die Frage nach »Giftstoffen« und schädigenden Substanzen gestellt wird, muß Naturmedizin vor allem nachweisen, daß sie heilwirksame Substanzen überhaupt enthält.

Das Bundesgesundheitsamt hat ca. 900 Heilpflanzen mit wirksamen Substanzen erfaßt. Die Pflanzensaft-Therapie verwendet ausschließlich ungiftige, sanfte Drogen, deren Wirksamkeit ebenso erwiesen ist wie ihre Unschädlichkeit.

● Wirksam ist ein Mittel, wenn es in der Lage ist, Beschwerden oder Befindensstörungen zu kurieren oder zu bessern.

● Unschädlich ist ein Mittel, wenn es bei Erfüllung bestimmter Aufgaben im Körper kein Organ und keine Funktion negativ beeinflußt und nach getaner Arbeit den Organismus wieder verläßt.

In alphabetischer Folge werden die Wirkungen und Anwendungen naturreiner Pflanzensäfte beschrieben. Soweit sich die Pflanzen außerdem zur Verwendung in Teezubereitungen, als Gemüse, Obst oder Gewürz eignen, werden entsprechende Hinweise gegeben.

Artischocke *(Cynara scolymus)*
Beschreibung: Die zur Gattung der Distelgewächse gehörende Artischocke wird als Gemüse und als Heilpflanze in Italien, Spanien, Südfrankreich und der Bretagne angebaut. Für den Preßsaft werden die bis zu mannsfaustgroßen Blütenköpfe und Blätter verwendet. Wirksame Substanzen sind Bitterstoff (Cynarin), fettes Öl, Enzyme und Vitamine.

Wirkungen: Der Artischockensaft regt die Leber zu verstärkter Gallensaftproduktion und die Gallenblase zu kräftiger Kontraktion (zusammenziehende Pumpbewegungen) an. Der Gallensaft gelangt in den Darm und dient dort der Verdauung. Bei kurmäßiger Anwendung wird der Leberstoffwechsel nachhaltig belebt, die Zellatmung der Leberzellen und die Entgiftungsarbeit der Leber verbessert. Der Cholesterinstoffwechsel wird günstig beeinflußt.

Anwendungen: Zur Unterstützung der Regenerationsfähigkeit der Leber und zur allgemeinen Leberkräftigung bei Übergewicht. Nach längerem und stärkerem Alkoholgenuß in der Erholungsphase. Nach überstandener Hepatitis in der Rekonvaleszenzzeit. Zur besseren Verdauung üppiger Mahlzeiten und (kurmäßig) zur Regulierung der Stuhl- und Harntätigkeit. Artischocken sind, gekocht bzw. gekocht und überbacken, eine delikate und verdauungsfördernde Vorspeise; es gibt viele leckere Rezepte hierzu.

Dosierung: Dreimal täglich 2 Eßlöffel = 2 cl unverdünnt oder in Kur-Cocktails Nr. 1, 13, 28, 41, 48, 73, 78 sechs bis acht Wochen lang. Für Diabetiker geeignet.

Baldrian *(Valeriana officinalis)*
Beschreibung: Ursprünglich wildwachsendes, seit Jahrhunderten bekanntes Heilkraut, das heute in ganz Europa angebaut wird. Verwendet wird ausschließlich die Wurzel. Wirksame Bestandteile sind Baldrianöl, Ester, Gummi, Harz, Gerbstoff und organische Säuren. Der naturreine Pflanzensaft riecht und schmeckt – im Gegensatz zur Baldrian-Tinktur – nicht streng.

Wirkungen: Als nervenberuhigendes, schlafeinleitendes und krampfwidriges Mittel, auch bei leichter, nervös bedingter Herzunruhe, geistiger Überarbeitung, Kopfschmerz, klimakterischen Beschwerden; günstig auch bei Neigung zu nervösen Magen- und Darmkrämpfen.

Anwendungen: Zur Beruhigung und Kräftigung der Nerven bei geistiger oder seelischer Überlastung. Zur Entspannung der Nerven bei nervös bedingten Krampfneigungen (nicht schmerzbetäubend!). Zur Überwindung von Einschlaf- und Durchschlafstörungen. Auch für Kinder geeignet (siehe Dosierung). Baldrianwurzel wird auch Beruhigungs- und Einschlaftee-Mischungen beigesetzt. Es gibt Baldriansaft, -Tinktur und -Dragees. Im Gegensatz zur Tinktur schmeckt der naturreine Preßsaft weder streng, noch hat er starken Geruch. Er zeichnet sich durch hohe Wirksamkeit aus. Bei kurmäßiger Anwendung können Nerven- und Schlafstörungen anhaltend beseitigt werden. Bei einer einmaligen Einnahme stellt sich sofortige Wirkung ein.

Dosierung: Zur Nervenpflege kurmäßig vier bis sechs Wochen lang täglich dreimal 1 Eßlöffel mit etwas Wasser, Milch, Tee oder in Kur-Cocktails Nr. 2, 25, 61, 63. Zur Einleitung des Schlafes nur abends 1–2 Eßlöffel, Kinder unter zehn Jahren 1–2 Teelöffel. Für Diabetiker geeignet.

Bärlauch *(Allium ursinum)*

Beschreibung: Der zur Gattung der Lauchgewächse gehörende Bärlauch ist eine Wildpflanze. Ausgepreßt werden die frischen, oberirdischen Teile. Sie enthalten vor allem ein schwefelhaltiges, ätherisches Öl und Mineralstoffe. Der naturreine Pflanzensaft des Bärlauchs hat leichten Lauchgeschmack.

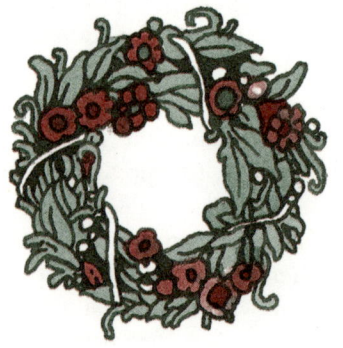

Wirkungen: Insbesondere wirkt das ätherische, schwefelhaltige Öl auf Blutgefäße, Magen- und Darmkanal. Es fördert die Durchblutung bis in die Kapillaren hinein, in denen es nach neuesten Forschungen besonders durch Fleisch- und Fettmast, Übergewicht und überhöhte Blutfettwerte zu ernsthaften Stauungen kommt. Durch die Besserung der kapillaren Durchblutung werden Blutkreislauf und Herzmuskelarbeit unterstützt. Magen- und Darmdrüsen werden zu aktiver Tätigkeit angeregt, auch die Gallensaftproduktion der Leber nimmt zu.

Anwendungen: Zur Förderung der Durchblutung bei leichten Durchblutungsstörungen (z. B. kalte oder kribbelnde oder einschlafende Füße als Kennzeichen). Zur Vorbeugung arteriosklerotischer Prozesse jenseits der Lebensmitte. Zur Anregung der Magen- und Darmdrüsen bei Verdauungsstörungen und unregelmäßigem, hartem Stuhl. Kann auch anstelle von Knoblauch eingenommen werden (siehe dort), wenn dieser nicht so gut vertragen oder aber gedanklich abgelehnt wird.

Dosierung: Kurmäßig vier bis acht Wochen lang, mit der sechsfachen Menge Wasser oder Kamillentee, dreimal täglich 1 Eßlöffel oder in Kur-Cocktails Nr. 53, 73. Kann grundsätzlich jedem Gemüsesaft beigemixt werden.

Bete-Saft *(Beta vulgaris)*

Beschreibung: Rote Bete, auch rote Rüben genannt, sind ein seit altersher bekanntes Gemüse, das hierzulande leider überwiegend nur zu Salat (gekocht, mit Essig, Öl, Kümmel, Meerrettich) verarbeitet wird. In der russischen und polnischen Küche werden Rote Bete zu Suppen und Eintöpfen verwendet (z. B. Borschtsch). Der reine Zellsaft der rübenförmigen Wurzelknolle enthält wichtige Aufbaustoffe (Mineralien, roter Farbstoff, Fruchtzucker) und schmeckt angenehm-süßlich.

Wirkungen: Das im biologischen Anbau kultivierte Gemüse wirkt hauptsächlich auf Blut und Lymphsystem, unterstützt die Bildung roter wie weißer Blutkörperchen und stärkt damit die Abwehrkräfte.

Anwendungen: Bei akuten und chronischen Erkältungskrankheiten und Schwächezuständen, zur allgemeinen Stärkung der Abwehrkräfte des Blutes und zur Funktionssteigerung des Lymphgefäßsystems. Rote-Bete-Saft erleichtert und verbessert die Aufnahme des Speisebreis durch den Darm und ist daher gut geeignet als Altersschutzmittel.

Dosierung: Mindestens zwei Wochen (oder länger) täglich dreimal 1 Likörglas voll oder in Kur-Cocktails Nr. 9, 20, 67, 68, 70. Kann grundsätzlich jedem Gemüsesaft beigemischt werden. Diabetiker müssen auf jeweils 160 ml = 2 Tagesmengen eine Broteinheit (1 BE) berechnen.

Birke *(Betula alba)*

Beschreibung: Die für den naturreinen Pflanzensaft verwendeten Birkenblätter sind ein altes Naturheilmittel. Nach neuen Untersuchungen enthalten sie als wirksame Bestandteile ätherisches Birkenöl, Flavone, Harz, Gerbstoff, Mineralien und Birkensäure.

Wirkungen: Der im Frühjahr gewonnene frische Pflanzensaft wirkt harntreibend und fördert die Ausscheidung von harnpflichtigen Körperschlacken. Da er das Nierengewebe nicht reizt, kann das Mittel nach Nierenentzündungen und Infekten der Harnwege unbedenklich genommen werden (nicht während akuter Prozesse, solange ärztlich z. B. Antibiotika verordnet sind!). Die vermehrte Ausscheidung wirkt außerdem entgiftend bei rheumatischen Prozessen und Gicht.

Anwendungen: Zur Kräftigung von Blase und Nieren nach entzündlichen Prozessen der Harnwege. Zur Reinigung der Nieren, vorbeugend bei Nierensteinneigung. Bei vorhandenen Nierensteinen unterstützend zu ärztlicher Therapie. Zur Ausscheidung harnpflichtiger Körperschlacken bei Rheuma, Gicht, Muskelschmerzen und Ischias. Birkenblätter, gelegentlich

Birkenrinde und Birkenholzspäne werden auch Teemischungen beigegeben.

Dosierung: In allen Fällen etwa vier Wochen lang zwei- bis dreimal täglich 1 Eßlöffel Saft = ½ kleines Schnapsglas, mit Wasser oder Tee sechsfach verdünnt oder in Kur-Cocktails Nr. 19, 27, 43, 64. Für Diabetiker geeignet.

Bohne *(Phaseolus vulgaris)*

Beschreibung: Die zur Gattung der Hülsenfrüchtler, Unterfamilie Schmetterlingsblütler gehörenden Garten-, Feld- oder Buschbohnen werden zur Gewinnung des Pflanzensaftes biologisch angebaut. Verwendet werden die jungen, frischen grünen Bohnen. Wirksame Bestandteile sind mehrere Hormone und hormonähnlich wirkende Substanzen (Tyrosin, Lysin, Leucin), das leberwirksame Cholin, Mineralien sowie etwas Fruchtzucker.

Wirkungen: Der Bohnensaft hat wasserableitende, harntreibende Kraft und wirkt deshalb entschlackend und kreislaufentlastend. Die Entlastung von Leber und Nieren ist nachgewiesen. Nervöse Herz- und Kreislaufstörungen werden günstig beeinflußt. Neue Untersuchungen sprechen von günstigen Einflüssen auf den Harnsäurespiegel (Verringerung) und empfehlen Bohnensaft unterstützend gegen Gicht. Der Preßsaft schmeckt leicht nach rohen, grünen Bohnen.

Anwendungen: Bei funktionellen Herz- und Kreislaufbeschwerden nützlich durch die allgemein entwässernde Wirkung. Zur Anregung und Kräftigung der Nierentätigkeit. Versuchsweise unterstützend bei Gicht und bei leichtem, altersbedingtem Diabetes.

Dosierung: Der naturreine Bohnensaft sollte kurmäßig wenigstens vier Wochen lang drei- bis viermal täglich genommen werden. Jeweils 1 Eßlöffel = ½ Schnapsglas, mit der sechsfachen Menge Wasser oder Tee verdünnt oder in Kur-Cocktails Nr. 16, 43, 74. Für Diabetiker geeignet.

Borretsch *(Borago officinalis)*

Beschreibung: Die beliebte Gewürz- und Arzneipflanze wird feldmäßig angebaut und ist einjährig. Die jungen frischen Blätter schmecken wie grüne Gurken, weshalb die Pflanze auch Gurkenkraut genannt wird. Geeignet sind die Blätter als Beigabe zu Salaten, als spinatartiges Gemüse oder kleingehackt als Würzmittel zu Fleischragouts. Mit den Blüten wird Kräuteressig aromatisiert. Wirksame Substanzen sind

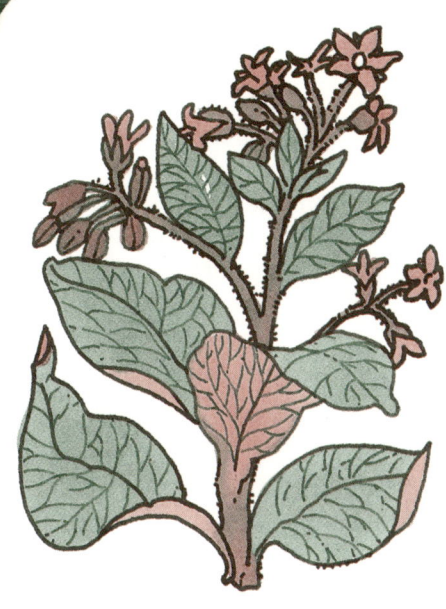

brauchte man vor allem die Blätter als Teeaufguß bei nervöser Herzschwäche, nervösem Herzklopfen und als sanftes Ausleitungsmittel bei Herzschwäche. Der naturreine Preßsaft aus dem frischen, blühenden Kraut wird empfohlen zur Leistungssteigerung, gegen depressive Stimmungslagen und Antriebslosigkeit, auch bei nervöser Herzschwäche.

Dosierung: Etwa vier Wochen lang drei- bis viermal täglich 1 Eßlöffel = ½ Schnapsglas, mit etwas Wasser, Milch, Tee oder in Kur-Cocktails Nr. 11, 23, 35, 45, 57, 61.

Brennessel *(Urtica dioica)*

Beschreibung: Die bis zu 1,5 m hochwachsende, mehrjährige, dicht mit Nesselhaaren besetzte Große Brennessel, die überall wild wächst, ist bekannt. Weniger bekannt ist, daß männliche und weibliche Blüten auf verschiedenen Pflanzen stehen. Für den Pflanzensaft wird die Pflanze biologisch angebaut. Wirksame Bestandteile sind Gerbstoff, Lezithin, Chlorophyll, ein hautwirksames Glykosid, Mineralstoffe, Vitamine und Kieselsäure.

Wirkungen: Die Wirkung dieser Heilpflanze erstreckt sich vornehmlich auf das Blut (blutreinigend, blutverbes-

Schleimstoffe, Gerbstoff, hormonähnliche Stoffe, Harz, Kieselsäure, Farbstoff, ätherisches Öl und Mineralien.

Wirkungen: Das Zusammenwirken der Inhaltsstoffe führt zu sanfter Harn- und Stuhlförderung. Vor allem macht sich aber eine nervenstärkende Wirkung bemerkbar, die aus der Anregung verschiedener Stoffwechseltätigkeiten resultiert. Ein englisches Sprichwort sagt, daß Borretsch »Mut verleiht«, das seelische und geistige Wohlbefinden wird also verbessert.

Anwendungen: Schon früher ge-

sernd), auf die Nieren (leicht harntreibend), auf die Haut (entzündungshemmend bei Ausschlägen). Der Grundumsatz wird erhöht, d. h. die Fähigkeit des Körpers, Nährstoffe zu »verbrennen«. Schon seit Jahrhunderten wird Brennessel deshalb als Frühjahrskurmittel (zusammen mit Löwenzahn, siehe dort) angewendet. Frische Brennesselblätter eignen sich als Beigabe (⅓) zu Spinat, zu Kartoffel- und Gemüsesuppen, als Eierkuchenfüllung oder (mit Kochwasser übergossen) als Salat.

Anwendungen: Zur Blutreinigung während der Frühjahrskur oder nach allen infektiösen Prozessen, bei rheumatischen Beschwerden und bei Allergien. Unterstützend bei Schlankheitskuren. Sehr wirksam bei Frühjahrsmüdigkeit. Zur Förderung der Funktionen von Leber, Gallenblase und Nieren. Der Geschmack des frischen Pflanzensaftes ist leicht bitter.

Dosierung: Zur Frühjahrskur vier Wochen lang, bei Schlankheitskuren während der ganzen Diät, nach Infektionen wenigstens zwei Wochen, bei Rheuma und zur allgemeinen Funktionskräftigung vier bis sechs Wochen lang dreimal täglich 1 Eßlöffel = ½ Schnapsglas voll, jeweils mit der sechs-fachen Menge Wasser, Milch oder Tee oder in Kur-Cocktails Nr. 1, 5, 9, 13, 17, 19, 20, 21, 40, 44, 48, 52, 55, 60, 74, 77, 78. Für Diabetiker geeignet.

Brunnenkresse

(Nasturitium officinale)

Beschreibung: Die bis zu 80 cm hohe, mehrjährige Pflanze hat ihren Namen bekommen, weil sie wild an Brunnen, Bachufern und anderen wasserreichen Standorten gedeiht. Zur Gewinnung des Preßsaftes wird sie aus überwachten Bergbächen so geerntet, daß sie nachwachsen kann. Das Kraut riecht würzig und schmeckt rettichartig. Brunnenkresse ist verwandt mit der kleinblättrigen Gartenkresse, die in Pappschachteln zu haben ist und als Salat oder Salatbeigabe verwendet wird. Wirksame Bestandteile der Brunnenkresse: Senfölglykosid, Jod, Mineralstoffe und Vitamine.

Wirkungen: Die frische Pflanze ist als Blutreinigungsmittel altbekannt. Aus der Gesamtheit der Wirkstoffe des frischen Preßsaftes ergeben sich galletreibende, verdauungsfördernde, blutbildende, darmreinigende Wirkungen. Die Anregung des Stoffwechsels ist erwiesen. Übermengen können zu einer Reizung der Harnwege führen.

Bei akuten Harnwegsinfektionen soll der Saft nicht genommen werden.

Anwendungen: Aus den frischen Blättern wird ein delikater Salat bereitet. Allen Salaten kann Kresse zugegeben werden. Quark, Omeletts und Eier werden mit gehackter Kresse gewürzt. Die Samen der Brunnenkresse eignen sich als Fleischwürze. Der Preßsaft fördert den Leber-, Gallen-, Magen- und Darmstoffwechsel, fördert die Verdauung und die Ausscheidung über Darm und Harnwege.

Dosierung: Zur Anregung der verschiedenen Stoffwechselfunktionen kurmäßig etwa drei bis vier Wochen lang täglich drei bis viermal 1 Eßlöffel = ½ Schnapsglas, mit der sechsfachen Menge Wasser, Tee oder Milch oder in Kur-Cocktails Nr. 12, 24, 36, 78. Für Diabetiker geeignet.

Fenchel *(Foeniculum vulgare)*
Beschreibung: Der zur Familie der Doldenblütler gehörende, dem Dill und Anis verwandte, aber wirkungsstärkere Fenchel kommt wildwachsend als mehrjährige Pflanze in allen Mittelmeerländern vor und gedeiht in Deutschland einjährig. Für den Pflanzensaft wird das frische grüne Fenchelkraut vor der Blüte geerntet. In der Natur wird die blühende Pflanze gern von Bienen besucht. Aus den Stielen saugen vorzugsweise eßbare Schnecken ihre Nahrung. Wirksame Bestandteile des Krautes sind vor allem ätherisches Fenchelöl, Gerbstoff und Mineralien.

Wirkungen: Insbesondere das Fenchelöl entfaltet eine ausgeprägte Wirkung auf die Lungen und auf die Verdauung. Fenchel ist auswurffördernd und schleimlösend, beseitigt Blähungen und Bauchweh. In der Kinderheilkunde wird Fenchel seiner sanften Wirkungsweise wegen gern verabreicht – Kinder mögen Fenchel.

Anwendungen: Zur Beruhigung der Verdauungsorgane bei Blähungen, Magen- und Darmverstimmungen. Zur Förderung des Appetits. Zur Erleichterung bei allen Erkältungskrankheiten. Zur Teebereitung werden nur die Samen verwendet. Mit den Samen würzt man auch Backwaren, Brot und Soßen. Die frischen Dolden werden in Eierkuchenteig gestülpt, einseitig in der Pfanne gebraten und mit Honig überzogen abgeknabbert. Das frische Kraut kann man wie Dill verwenden.

Dosierung: Bei allen akuten Störungen der Verdauung wird empfohlen, den Saft einige Tage über die Beschwerden hinaus zu nehmen. Bei chronisch empfindlichem Magen, Blähsucht oder Völlegefühl kurmäßig etwa vier Wochen lang. Bei Erkältungen einige Tage über die Beschwerden hinaus. Bei chronischen Atemwegsbeschwerden vier bis sechs Wochen lang. Erwachsene nehmen täglich dreimal 1 Eßlöffel, Kinder 1 Teelöffel mit Wasser, Milch oder Tee. Fenchelsaft kann auch mit Honig gesüßt werden. Angenehm ist die Einnahme in den Kur-Cocktails 8, 39, 59, 69, 71, 79. Für Diabetiker geeignet.

Gänsefingerkraut
(Potentilla anserina)
Beschreibung: Das Kraut gedeiht wild auf Wiesen, grasigen Waldlichtungen, an Gräben und Wegrändern. Für die Gewinnung des Pflanzensaftes wird es angebaut. Verwendet wird die frische, blühende Pflanze. Wirksame Bestandteile sind u. a. Gerbstoff, Schleim und Pflanzenzucker.
Wirkungen: In der Volksmedizin wird Gänsefingerkraut gegen Durchfälle und gegen krampfartige Magen- und Darmbeschwerden gegeben. Seiner entspannenden, krampflösenden Eigenschaften wegen ist es auch ein Hilfsmittel bei Keuchhusten und Men-struationsbeschwerden. Die Homöopathie kennt Potentilla anserina in Tablettenform als Mittel gegen Krampfneigungen und periodische Störungen (Dysmenorrhoe). Der naturreine Pflanzenpreßsaft ist ganz besonders wirksam.
Anwendungen: Zur Lösung krampfartiger Zustände des Magen- und Darmtraktes. Zur Behebung von Krampfbeschwerden während der Periode. Leicht stopfend bei Durchfällen. Kurmäßig bei chronischen Krampfneigungen und bei leichten Entzündungen der Magenschleimhaut (Gastritis).
Dosierung: Bei akuten Störungen wirkt Gänsefingerkrautsaft »sofort«, d. h.: die Beschwerden können oft bereits nach drei bis viermaliger Einnahme behoben sein. Zur Heilung chronischer Beschwerden sowie Krampfneigungen sollte der Preßsaft jedoch kurmäßig drei bis vier Wochen lang genommen werden. In allen Fällen täglich drei- bis viermal 1 Eßlöffel = ½ Schnapsglas mit der sechsfachen Menge Wasser, Tee oder Milch. Der würzige, leicht bitterliche Geschmack eignet sich zur Verwendung in Kur-Cocktails Nr. 15, 24, 75. Für Diabetiker geeignet. Ungeeignet bei akuter oder chronischer Verstopfung.

Hafer *(Avena sativa)*

Beschreibung: Der allen bekannte Hafer wird leider in der Ernährung immer seltener verwendet. Aus Erfahrung bekamen früher vor allem schwache, zappelig-nervöse Kinder mit geringem Appetit, aber auch Erwachsene bei Krankheit und in der Erholungsphase Haferflockensuppe. Wichtig ist nicht nur der Nährwert des Hafers, sondern auch seine zugleich beruhigende wie nervenstärkende Wirkung. Der naturreine Preßsaft wird aus dem eben erblühenden, frischen, noch grünen Hafer gewonnen, weil in diesem Zustand die Wirkstoffe besonders reichlich enthalten sind: Proteine, spezielle Kohlehydrate (Pentosane), Stärke, Pflanzenzucker, Fett, Dextrin, Kieselsäure und Mineralstoffe.

Wirkungen: Dem Hafer werden in der Volksmedizin Wirkungen bei Nervosität, Infektionen der Harnwege, Gicht, Rheuma, Neigung zu Gries- und Steinbildung sowie Fieber zugeschrieben. Hafersaft beruhigt, bessert den Appetit, verbessert den Schlaf bei nervösen Störungen (verstärkt in Kombination mit Baldriansaft – siehe dort), wirkt allgemein kräftigend und ausgleichend.

Anwendungen: Kurmäßig bei nervöser Erschöpfung von Erwachsenen und Kindern, bei geistiger Überarbeitung. Zur Förderung eines gesunden Schlafes. Zur Appetitanregung bei und nach (Erkältungs-)Infektionen.

Dosierung: Hafersaft sollte immer kurmäßig über mehrere Wochen genommen werden, weil sich Nerven durch kurzfristige Einnahme nicht kräftigen lassen – auch nicht mit ärztlich verordneter Medizin. Täglich drei- bis viermal 1–2 Eßlöffel »pur« oder mit etwas Wasser verdünnt – die Menge kann völlig unbedenklich auch erhöht werden. Kinder können den Saft mit Honig, Malz oder Zitronensirup nehmen. Zweckmäßig als Beigabe zu den Kur-Cocktails Nr. 11, 14, 23, 56, 79. Für Diabetiker geeignet.

Hagebutte *(Rosa canina)*

Beschreibung: Die wildwachsende wie die angebaute gemeine Rose, auch wilde Hundsrose genannt, entwickelt nach ihrer Blüte eine rote Frucht – die Hagebutte. Diese Frucht enthält etwa fünfmal soviel Vitamin C wie die Zitrone. Im Hagebuttenmark bleibt das C-Vitamin wirksamer als in synthetischen Produkten. Das Fruchtmark kommt zusammen mit Aprikosensaft als Hagebutten-Aprikosen-Nektar in trinkfähiger Form in den Handel.

Wirkungen: Der Hagebutten-Aprikosen-Nektar ist ein hochwertiger Vitamin-C-Träger. Walther Schoenenberger konnte schon während des Zweiten Weltkrieges nachweisen, daß C-Vitamin als natürlicher Bestandteil der ganzen Hagebutte (ohne Kerne) körperverträglicher ist als synthetisch hergestelltes Vitamin (Ascorbinsäure): Während künstliche Vitamintabletten Hautausschlag und Durst verursachten, blieben die Nebenerscheinungen bei Hagebuttenvitamin aus (beobachtet bei U-Boot-Fahrern).

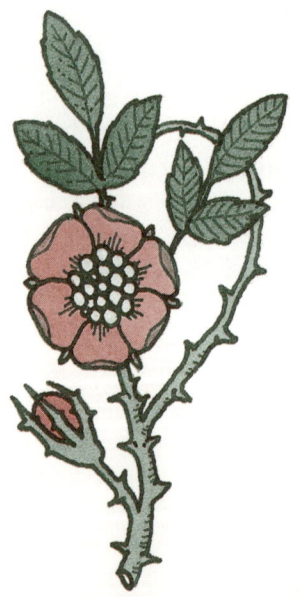

Anwendungen: In der Winterzeit und im Frühjahr, bei denaturierter Ernährung, überwiegender Dosenernährung, geringem Frischobstverzehr kommt es auch heute noch sehr häufig zu Vitamin-Mangelzuständen mit den Signalen: Frühjahrsmüdigkeit, Abgeschlagenheit, rasche Ermüdung, funktionelle Herzbeschwerden, vermehrte Infektionsanfälligkeit, Verstopfung, Leib- oder Kopfschmerzen – bereits eines dieser Symptome rechtfertigt Vitamin-C-Mangelverdacht. In diesen Fällen empfiehlt sich immer die kurmäßige Anwendung von Hagebutten-Aprikosen-Nektar.

Dosierung: Täglich morgens, mittags, abends jeweils ein kleines Portweinglas (0,5 dl) unverdünnt oder als Beigabe zu Kur-Cocktails Nr. 4, 5, 6, 14, 15, 22, 59, 67, 69, 70, 71, 79, mindestens zwei, möglichst vier Wochen lang. Diabetiker müssen auf jeweils eine Tagesmenge (1,5 dl) = 1,5 Broteinheiten (BE) berechnen.

Holunder *(Sambucus nigra)*

Beschreibung: Der wildwachsende Holunder ist in Hecken an Acker-, Wald- und Wiesenrändern zu finden. Seine wohlschmeckenden, im reifen Zustand fast schwarzen Doldenbeeren

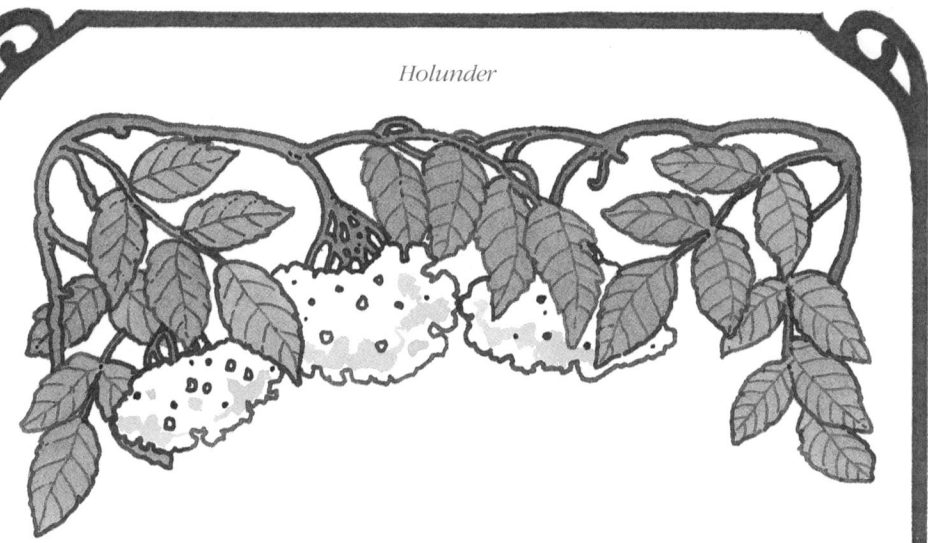

werden leider immer seltener geerntet. Leider – denn der Beerensaft ist
außerordentlich gesund. Er enthält
Fruchtsäuren, Gerbsäure, ätherisches
Öl, Farbstoff, Zucker, Tyrosin (Eiweiß-
baustein, Vorstufe des Adrenalins),
Wachs, Gummi und Harz.

Wirkungen: Holunderbeeren gelten
in der Naturheilkunde als blutreini-
gendes, blutbildendes, allgemein stär-
kendes, bei niedrigem Blutdruck und
entsprechender Müdigkeit beleben-
des, die Bronchien erweiterndes und
sanft fiebersenkendes Mittel. Der Holunder-Nektar wird aus kurzzeiterhitz-
tem Fruchtmark gewonnen und unter
Zusatz von etwas Zucker und Wasser
trinkfähig gemacht. Obwohl er durch
diese Bearbeitung als »Lebensmittel«

und nicht mehr als »Arzneimittel« gilt,
bleiben im Holunder-Nektar alle we-
sentlichen Wirkungen erhalten. Saft
aus selbstgeernteten Holunderbeeren
kann in Flaschen konserviert oder mit
Äpfeln (50:50) zu Gelee verarbeitet
werden. Holunder hilft bei Erkältungskrankheiten mit oder ohne Fieber und
wird auch von Kindern gern genommen. Kurmäßig dient er Mädchen und
Frauen mit niedrigem Blutdruck.

Dosierung: Während Erkältungen täglich drei- bis viermal ein halbes Wasserglas voll, pur oder mit etwas Wasser
verdünnt. Kurmäßig zur Blutbildung
und Kräftigung sechs bis acht Wochen
lang täglich zwei- bis dreimal ein Sherryglas (0,5 dl) voll oder in Kur-Cocktails Nr. 10, 26, 34, 55, 66. Diabetiker

müssen auf jeweils eine Tagesmenge (1,5–2,5 dl) = 1,5 bis 2,5 Broteinheiten (BE) berechnen.

Huflattich *(Tussilago farfara)*

Beschreibung: Der wildwachsende Huflattich war schon im Altertum als Arzneipflanze bekannt und wurde bei Husten, Heiserkeit, Bronchitis und Asthma verabreicht. Die Blätter werden auch heute noch vielen Husten-tee-Mischungen beigefügt. Frische Blätter legte man früher auf entzündete Haut. Der gepreßte, naturreine Saft der Blätter aus biologischem Anbau ist besonders inhaltsreich. Wirksame Substanzen sind vor allem Schleimstoffe, spezielle Proteine, reichlich Mineralstoffe, ein glykosidischer Bitterstoff, Gerbstoff und Gallussäure.

Wirkungen: Durch seine Inhaltsstoffe, vor allem durch den hohen Schleimgehalt, wirkt Huflattich schleimlösend und auf den gereizten Schleimhäuten entzündungswidrig und beruhigend.

Anwendungen: Bei allen Erkältungskrankheiten zur Beruhigung der entzündeten Atemwege und zur Schleimförderung, insbesondere bei trockenem Husten und Bronchitis, auch in chronischem Stadium. Versuchsweise auch bei Asthma. Der Geschmack ist leicht bitter.

Dosierung: Im Verlauf von akuten Erkältungen und einige Tage darüber hinaus täglich vier-, fünf- oder sechsmal jeweils 1 Eßlöffel (Kinder unter zehn Jahren 1 Teelöffel) mit warmer Milch oder warmem Honigwasser. Kurmäßig bei chronischer Bronchitis, Raucherhusten, versuchsweise auch bei Asthma sechs bis acht Wochen lang täglich zwei- bis dreimal 1 Eßlöffel (Kinder unter zehn Jahren 1 Teelöffel) mit Wasser, Milch oder Tee oder in Kur-Cocktails Nr. 26, 46, 66, 67, 68, 69. Für Diabetiker geeignet.

Johanniskraut

(Hypericum perforatum)

Beschreibung: Überall auf sonnigen Rainen, Böschungen und Ackerrändern wächst das wilde Johanniskraut, eine in der Naturheilkunde hochgeschätzte Droge zur Nervenkräftigung. In der Homöopathie wird es auch bei depressiven Zuständen, altersbedingter Vergeßlichkeit (Gehirn-Arteriosklerose) und in Salbenform gegen lichtempfindliche Hautausschläge gegeben. Wirksame Substanzen: Ätherisches Öl, Glykosid, Gerbstoff, Farbstoff, Pflanzenzucker, Proteine und Mineralstoffe.

Wirkungen: Die Kombination der Inhaltsstoffe, vorrangig der lichtempfindliche (fotosensible) Farbstoff Hypericin, übt die vielseitigen Wirkungen auf das Nervensystem aus, beruhigt und kräftigt die Nerven gleichermaßen. Die Wirkung ist nachgewiesen, wenn auch die Wirkungsweise wissenschaftlich noch nicht geklärt ist. Auffälligerweise enthält jedoch unser Blut ebenfalls lichtempfindliche Stoffe, die auf das Nervensystem einwirken. Johanniskraut ist kein Aufputschmittel mit Sofortwirkung. Abgespannte Frauen, geistig überarbeitete Männer, gehetzte, überreizte Menschen verspüren Besserung durch kurmäßige Anwendung.

Anwendungen: Zur Nervenberuhigung und Nervenstärkung, bei nervösen Erschöpfungszuständen und Reizbarkeit, auch bei nicht organisch bedingten Nervenschmerzen. Versuchsweise auch bei nervösen Beschwerden im Klimakterium.

Dosierung: Der naturreine Preßsaft wird kurmäßig vier bis acht Wochen lang (unbedenklich auch länger) eingenommen: Täglich drei- bis viermal, bei Langzeiteinnahme (z. B. im Klimakterium) nur zweimal täglich jeweils 1 Eßlöffel, mit der sechsfachen Menge Wasser oder mit Kamillentee. Bei starker nervöser Unrast auch in Kombination mit Baldriansaft (siehe dort). Der leichte Bittergeschmack macht Johanniskrautsaft geeignet für Kur-Cocktails Nr. 2, 14, 26, 29, 49, 75. Für Diabetiker geeignet.

Kamille *(Matricaria chamomilla)*
Beschreibung: Die überall auf Feldern und Wiesen vorkommende Kamille wird für den naturreinen Preßsaft biologisch angebaut. Sie ist eines der ältesten und bekanntesten Heilmittel, die als Tee, als Tinktur, als Badezusatz innerlich und äußerlich angewendet wird. Wirksame Bestandteile sind ein Glykosid, Bitterstoffe, Flavone, ätherisches Öl, Linolsäure, Cholin, Salizylsäure und Mineralstoffe.

Wirkungen: Der Pflanzensaft wird aus dem frischen, blühenden Kraut gewonnen. Er beseitigt krampfartige Spannungen, lindert nervöse Magenbeschwerden und wirkt entzündungshemmend. Er wird, mit Honig gesüßt, von Kindern gern genommen.

Anwendungen: Bei akuten Entzündungen des Mund- und Rachenraumes, bei Zahnschmerzen und bei der Zahnung von Kindern zur Mundspülung. Bei akuten nervösen oder entzündlichen Magen- und Darmbeschwerden sowie Blähungen während des Beschwerdezeitraums und mindestens noch eine Woche darüber hinaus. Bei chronischer Neigung zu Blähungen, chronisch-nervösen oder -entzündlichen Magen- und Darmstörungen kurmäßig. Versuchsweise auch bei nervös bedingten periodischen Störungen.

Dosierung: Für Mundspülungen und zum Gurgeln mehrmals täglich 1–2 Eßlöffel mit einem Glas warmem Wasser. Zum Trinken drei- bis viermal täglich, mit der sechsfachen Menge Wasser, Tee oder Milch, jeweils 1 Eßlöffel (Kinder unter zehn Jahren: 1 Teelöffel) oder in Kur-Cocktails Nr. 3, 15, 31, 50, 62, 71, 72. Bei Langzeiteinnahme über vier Wochen hinaus genügt zweimal tägliche Einnahme. Für Diabetiker geeignet.

Kartoffel *(Solanum tuberosum)*
Beschreibung: Keine Gemüsepflanze ist in Deutschland bekannter als die Kartoffel. Kaum bekannt ist dagegen die Heilkraft des frischen Preßsaftes aus rohen Kartoffeln. Wirksame Bestandteile sind spezielle Stickstoffe, die beim Kochen verlorengehen. Außerdem enthalten im biologischen Anbau geerntete, ganz frische Kartoffeln besonders reichlich Mineralstoffe, vor allem das den Körper (im Gegensatz zu Kochsalz) entquellende Kalium, Magnesium und Phosphor. Die Frischkartoffel enthält außerdem C-Vitamin. Es ist ein Jammer, daß heutige Supermärkte Kartoffeln aus neuer Ernte keineswegs schleunigst, also mit dem gleichen Tempo wie Frischgemüse, auf den Markt bringen.

Wirkungen: Der naturreine Preßsaft aus rohen Frischkartoffeln wirkt säurebindend und krampflösend und ist ein gutes Mittel bei allen Magenempfindlichkeiten.

Anwendungen: Hilft vorzüglich gegen Sodbrennen, bei saurem Aufstoßen und damit verbundenen Magenbeschwerden, auch schon bei ein- bis zweimaliger Einnahme. Da die genannten Störungen meist Folge einer Magenübersäuerung sind, empfiehlt sich die kurmäßige Anwendung, um die Magensäurebildung anhaltend zu regulieren.

Dosierung: Es reicht völlig aus, den Kartoffelsaft kurmäßig zwei bis drei Wochen lang täglich zweimal, etwa 30 Minuten vor den beiden Hauptmahlzeiten zu trinken: Jeweils ein halbes Glas (ca. 0,5 dl). Da der Saft fad schmeckt, kann er mit etwas kaltem Kümmeltee gewürzt werden. In den Kur-Cocktails Nr. 30, 40, 50, 76 schmeckt er allerdings gut. Diabetiker dürfen bei zweimaliger Einnahme von je 0,5 dl den Brotwert vernachlässigen: Erst ein halber Liter enthält eine Broteinheit (BE).

Knoblauch *(Allium sativum)*
Beschreibung: In der Volksmedizin aller Mittelmeerländer und ganz Asiens spielt Knoblauch eine große Rolle. Die Knoblauchzehen werden roh gegessen oder geschluckt, roh in Salate gerieben und fast jeder Speise zugegeben. Leider scheuen viele Deutsche noch immer den Knoblauch wegen des Mundgeruchs; bei Verwendung größerer Mengen dünstet sogar die Haut den Knoblauchgeruch aus: Knoblauch »stinkt« – allerdings nur für diejenigen, die ihn nicht essen. Wirksame Bestandteile: Ätherisches, schwefeliges Knoblauchöl, Stickstoffe, vitaminähnliche Gelbfarbstoffe, Glykoside, Enzyme, Mineralstoffe (Jod).
Wirkungen: Über die vielseitigen Anwendungen in der Naturheilkunde hat sich die akademische Schulmedizin lange Zeit hinweggesetzt. Nun ist aber auch wissenschaftlich erwiesen, daß Knoblauch die Verdauung reguliert, durch Stuhl- und Harnausleitung das Blut reinigt, den Blutdruck senkt, die Durchblutung in den Kapillaren fördert. Wissenschaftlich wird derzeit untersucht, ob er sogar krebshemmend wirkt. Im Bundesgesundheitsamt wurde 1984 eine Knoblauch-Kommission gebildet, die Forschungsergebnisse zusammentragen soll. Zur Gesundheitspflege sollten täglich 1,5–2 Gramm Knoblauch gegessen werden, möglichst roh, aber auch gekocht. Beim Braten wird Knoblauch schnell schwarz und wirkungslos. Naturreiner Knoblauchsaft aus frischen Knoblauchzwiebeln enthält die volle Wirksamkeit des Knoblauchs, hat aber keinerlei Schärfe und nur einen ganz leichten Knoblauchgeschmack und -geruch.
Anwendungen: Zur Regulierung erhöhten Blutdrucks. Zur Förderung der kapillaren Durchblutung, insbesondere bei der in der Bundesrepublik üblichen Fleisch- und Fettmast. Zur Befindensverbesserung bei arteriosklerotischen Beschwerden wie Kopfweh, Schwindelgefühl, Mattigkeit, Konzentrationsmangel, Vergeßlichkeit, Leistungsschwäche. Zur Ausleitung von Körperschlacken über Stuhl und Harn.

Zur Besserung der Magen- und Darm-tätigkeit. Zur Senkung der Blutfett-werte bei gleichzeitiger Verringerung der Fleisch- und Fettmengen. Zur Durchblutungsförderung der Innen-organe (Herz, Magen, Nieren).

Dosierung: Wer wirklich täglich eine große bzw. zwei kleinere Knoblauch-zehen roh ißt, braucht für die oben genannten Anwendungsbereiche nicht noch zusätzlich Knoblauchsaft zu trinken. Es wird empfohlen, lebens-lang täglich für die genannte Knob-lauchdosis zu sorgen. Wer keinen Knoblauch essen kann oder will, der sollte den naturreinen Knoblauchsaft einnehmen: täglich dreimal 1 Eßlöffel mit etwas Wasser oder in Suppe bzw. Soße geben. Bestens geeignet ist der Knoblauchsaft für die Kur-Cocktails Nr. 7, 33, 53, 54, 73. Für Diabetiker erlaubt.

Kürbis *(Cucurbita pepo maxima)*
Beschreibung: Der Kürbis ist bei uns zwar sehr bekannt, wird aber nur sel-ten und fast nur »süß-sauer« als Kom-pott gegessen. Im Balkan und den Mit-telmeerländern kennt man ihn als viel-verwendetes Gemüse, in würzigen

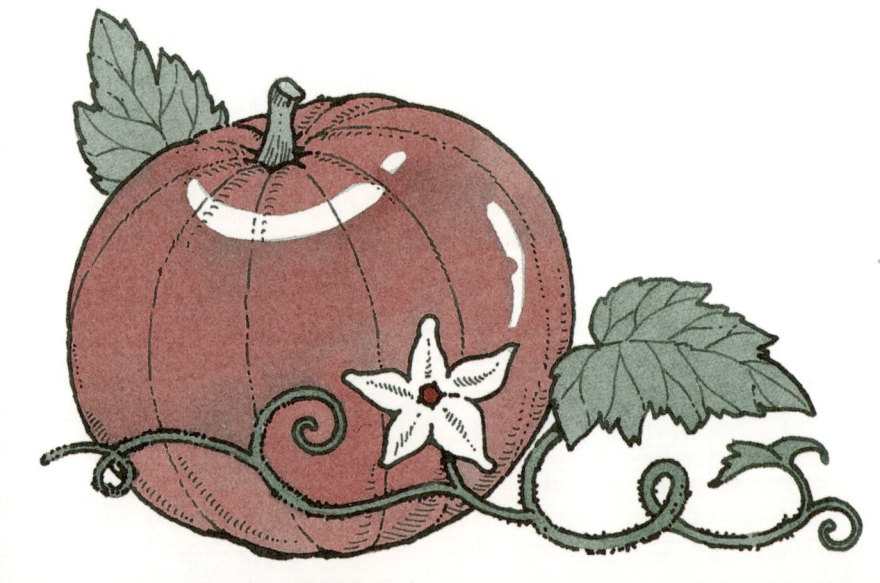

und süßen Sahnesuppen, gedünstet oder mit Dill und Sahne pikant als Gemüsebeilage. In der Naturheilkunde ist der Kürbis als Nierenmittel bekannt. Bauern knabbern die Kerne zur Vorbeugung gegen Prostatabeschwerden. Kinder bekommen Kürbis als Abführmittel. Spezielle, stickstoffhaltige Proteine sind offenbar an der entgiftenden Wirkung beim Abbau der Eiweißschlacken beteiligt, die vor allem durch reichlichen Fleisch- und Wurstgenuß entstehen. Außerdem enthält Kürbis Mineralstoffe und Fruchtzucker.

Wirkungen: Der natürliche Preßsaft aus Fleisch und Kernen des Kürbis wirkt ausscheidend, entwässernd und unterstützt jede erforderliche Nierendiät. Von der Lebensmitte an übt Kürbissaft günstige Wirkungen auf die Prostatadrüse des Mannes aus.

Anwendungen: Zur Anregung der Harn- und Stuhltätigkeit. Zur Kräftigung der Nieren und der Harnwege nach entzündlichen Prozessen dieser Region. Vorsorglich zur Anregung der Prostatadrüse und bei beginnenden Prostatabeschwerden, nachdem ärztlich geklärt ist, daß es sich um keine schwere Erkrankung der Drüse handelt. Zur Erleichterung der Harnausscheidung bei gutartigem Prostata-Adenom – unterstützend zu ärztlich verordneten Medikamenten. Zusätzlich Kürbiskerne knabbern (Reformhaus).

Dosierung: Eine Sofortwirkung nach einmaliger Einnahme ist nicht erkennbar. Die kurmäßige Einnahme für die Dauer von etwa vier Wochen ist erforderlich, um anhaltende Besserung zu erzielen. Zur Pflege der Prostatadrüse und gegen Prostatabeschwerden sind zwei Vierwochenkuren jährlich erforderlich. Falls sich bei Prostatabeschwerden die Harnentleerung durch Einnahme von Kürbissaft deutlich verbessert, kann das Mittel unbedenklich ständig eingenommen werden. Dreimal 1 Eßlöffel Saft in etwas Wasser, Tee oder Milch oder in Kur-Cocktails Nr. 27, 38, 47, 65. Für Diabetiker geeignet.

Löwenzahn *(Taraxacum officinale)*
Beschreibung: Das verbreitete Wiesen- und Gartenunkraut wird als Heilpflanze für den Preßsaft biologisch angebaut. Geerntet werden Kraut und Wurzeln bereits im Frühjahr in der ersten Blüte, da die Wirkstoffe mit der Jahreszeit stark wechseln. Die wichtigsten wirksamen Inhaltsstoffe: Bitterstoff,

Taraxin, Cholin, Schleim, spezielle Proteine, Pflanzenzucker, Enzyme, Mineralstoffe und Vitamine. In der französischen Hochküche werden die jungen Löwenzahnblätter im Frühling als Salat hoch geschätzt – der Bitterstoff des Löwenzahns befindet sich zu dieser Zeit noch überwiegend in der Wurzel und wandert erst später in das Blattwerk.

Wirkungen: Eine Reihe von spezifischen Wirkstoffen regt den Verdauungs-, Leber-, Nieren- und Blutstoffwechsel an. Es kommt zur verstärkten Ausschüttung von Gallensaft in den Darm und damit zur Stuhlförderung. Harntreibende Effekte sind ebenfalls nachgewiesen. Stuhl- und Harnsteigerung bewirken eine Reinigung des Blutes, daher auch günstig bei Rheuma. Auch die Homöopathie kennt Löwenzahn als Leber-, Gallen-, Nieren-, Magen- und Darmmittel und verordnet Taraxacum bei Gallensteinbeschwerden, als Leberschutzmittel nach übermäßigem Alkoholgenuß und nach Hepatitis, bei Gastritis, Reizblase und Nierenreizungen.

Anwendungen: Der natürliche Pflanzensaft wird zur Stärkung der Leber-

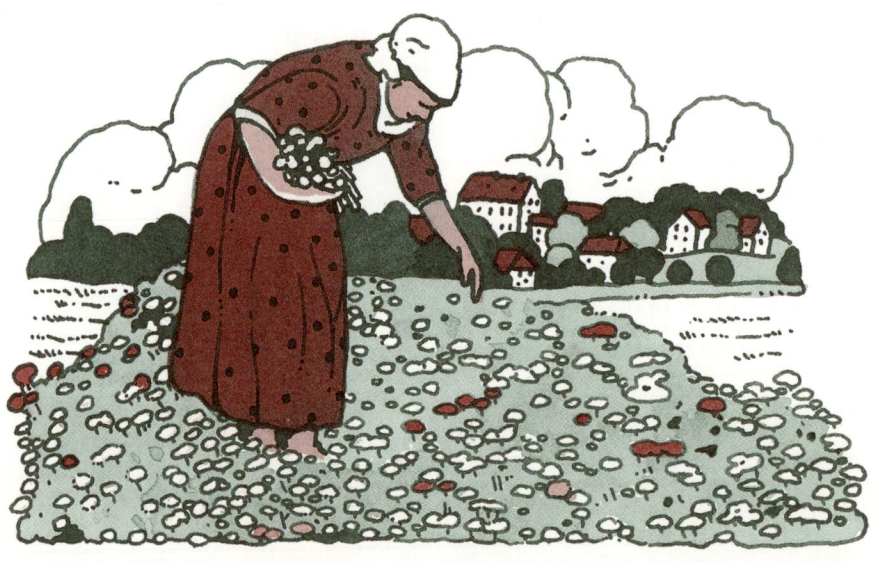

funktionen und bei Gallenbeschwerden (Völlegefühl, Blähbauch) empfohlen. Zur Verdauungsförderung bei schwachem Magen. Zur Verbesserung der Ausscheidung und zur Blutreinigung. In Kombination mit Brennesselsaft (siehe dort) aktiviert Löwenzahn den Stoffwechsel.

Dosierung: Etwa vier Wochen lang, zur Frühjahrskur zusammen mit Brennesselsaft, täglich dreimal (bis viermal) 1 Eßlöffel, mit der sechsfachen Menge Wasser, Tee oder Milch. Der Bittergeschmack des wichtigen Wirkstoffes Taraxin eignet sich als Würze in den Kur-Cocktails Nr. 3, 5, 12, 17, 37, 52, 62, 77. Für Diabetiker geeignet.

Meerrettich *(Armoracia cochlearia)*
Beschreibung: Ursprünglich eine südosteuropäische Wildpflanze, wird Meerrettich heute ausschließlich angebaut. In der Küche wird Kren – so der süddeutsche Ausdruck – als scharfes bis beißendes Würzmittel, überwiegend zu fettem Fleisch verwendet, leider immer mehr als geschwefelter Brei und damit gesundheitlich wirkungslos bis bedenklich. Für das medizinisch wirksame natürliche Destillat werden ausschließlich frische Meerrettichwurzeln verwendet. Wirksamer Bestandteil ist das Meerrettichöl, das als »pflanzliches Antibiotikum« wirkt und die Darmflora nicht schädigt.

Wirkungen: In Apotheken bekam man früher Meerrettichsirup als schleimlösendes, verdauungsförderndes und antirheumatisches Mittel. Das heutige, naturreine Meerrettich-Pflanzendestillat hat leichtes Meerretticharoma, ist aber überhaupt nicht scharf und beißend. Es dient der Anregung des Stoffwechsels, fördert die Verdauung, unterstützt die Entwässerung bei rheumatischen Erkrankungen.

Anwendungen: Zur Entwässerung bei rheumatisch geschwollenen Gelenken. Bei beginnendem Rheuma, das sich durch Morgensteifigkeit und leichte Schwellungen an Händen und Füßen bemerkbar macht. Zur Anregung des Stoffwechsels. Zur Förderung des Appetits und der Verdauung. Äußerlich als Einreibung bei rheumatischen Beschwerden.

Dosierung: Zwei Wochen lang zur Appetitanregung, sonst vier Wochen oder unbedenklich länger, täglich drei- bis viermal 1 Eßlöffel, bei Langzeiteinnahme zweimal täglich 1 Eßlöffel in etwas Wasser oder Tee verdünnt oder in Kur-Cocktails Nr. 33, 54, 64, 65. Für Diabetiker geeignet.

Melisse *(Melissa officinalis)*
Beschreibung: Die Melisse wächst wild in allen südlichen Ländern, wurde aber schon von den Arabern kultiviert und in Deutschland auf Anordnung Karls des Großen angebaut. Die Blätter werden Teemischungen beigegeben und wirken nervenberuhigend. Reiner Melissentee schmeckt erfrischend zitronenähnlich, daher auch der Beiname Zitronellkraut. Für den naturreinen Pflanzensaft wird die Melisse einjährig angebaut und die ganze Pflanze verwendet. Der zitronenähnliche Geschmack wird dabei von leichtem Bittergeschmack zugunsten stärkerer Wirksamkeit verdrängt. Wirksame Bestandteile des Preßsaftes sind Gerbstoff, Bitterstoff, Harz, Schleim und Mineralstoffe.
Wirkungen: In der Volksheilkunde gilt Melisse als »Universalmittel«, denn sie entwickelt sanfte, aber anhaltende Wirkungen: belebend, schweiß- und windtreibend. Sie bessert Menstruationsstörungen und Krampfneigungen, die mit der Periode auftreten (sowohl Bauch- wie Kopfweh). Sie beruhigt und kräftigt die Nerven und beseitigt nervös bedingte funktionelle Störungen.
Anwendungen: Zur Entspannung bei geistiger Überarbeitung und nervlichem Streß. Zur schonenden Behandlung nervöser Magenbeschwerden mit Aufstoßen, Blähungen und Völlegefühl. Zur Besserung nervöser Herzbeschwerden (Herzklopfen, unregelmäßiger Puls, allgemeine Erregtheit). Versuchsweise zur Besserung nervöser Schmerzstörungen während der Periode.
Dosierung: Grundsätzlich drei bis sechs Wochen lang täglich dreimal 1 Eßlöffel = ½ Schnapsglas mit etwas Wasser oder Kamillentee. Bei periodischen Störungen wird die Einnahme über mehrere Monate empfohlen, immer einige Tage vor Beginn der Menstruation und während der Belastungstage, jeweils zweimal 1 Eßlöffel mit etwas Wasser oder Tee oder in Kur-Cocktails Nr. 4, 16, 31, 42, 51, 58. Für Diabetiker geeignet.

Mistel *(Viscum Album)*
Beschreibung: Die weiße Mistel ist ein Baumschmarotzer, der sich überwiegend auf den Ästen von Laubbäumen ausbreitet. Sie galt bei den Kelten und Germanen als »Zauberpflanze« – in England werden heute noch Mistelzweige als Weihnachtssymbol aufgehängt. In der Volks- und Naturheilkun-

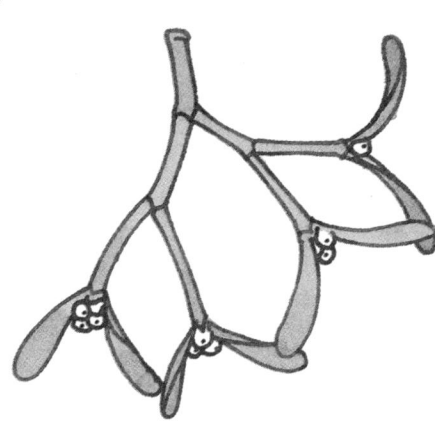

Wirkungen auf die Durchblutung der kapillaren Gefäße und auf die Nerven sind erfahrungsmedizinisch nachgewiesen.

Anwendungen: Zur Besserung von Kopfwehneigung, Verdrießlichkeit, Vergeßlichkeit, Leistungsknick, innerlicher Unruhe, unruhigem Schlaf, Herzklopfen, unregelmäßigem Puls, körperlicher Abgespanntheit. Zur günstigen Beeinflussung der Durchblutung und des Bluthochdrucks. Zur Kräftigung und Beruhigung der Nerven.

Dosierung: Der naturreine, bitter schmeckende Pflanzenpreßsaft sollte immer kurmäßig, für die Dauer von vier bis acht Wochen genommen werden. Im Halbjahresabstand sind Wiederholungskuren angezeigt, da ja arteriosklerotische Prozesse nicht rückgängig gemacht werden können. Dreimal täglich 1 Eßlöffel mit der sechsfachen Menge Wasser oder Kamillentee oder in Kur-Cocktails Nr. 4, 51, 73. Für Diabetiker geeignet.

de wird sie vor allem als Medikament zur Verlängerung der Lebensmitte eingesetzt – gegen Arteriosklerose und altersbedingten Bluthochdruck, zur Verlangsamung krankhaft beschleunigten Pulses, zur Besserung der Durchblutungs- und Kreislaufverhältnisse. Wirksame Substanzen: Cholin (leberwirksam), ein Glykosid (herzwirksam), ein Alkaloid, harzartiger Bitterstoff, Glukose. Neuere Untersuchungen haben ergeben, daß eine kleine Menge digitalisähnlicher Substanz und ein nervenwirksamer Bestandteil enthalten sind.

Wirkungen: Der naturreine Preßsaft aus den frischen beblätterten Zweigen bessert das Befinden bei allen arteriosklerotischen Beschwerden. Günstige

Möhren *(Daucus carota)*

Beschreibung: Die in ganz Europa und Asien verbreitete wilde Möhre wurde schon zur Zeit Christi kultiviert und als Gemüse und Heilpflanze verwendet.

Insbesondere das Karotin, Vorstufe des A-Vitamins, an dem viele Menschen Mangel leiden, ist reichlich in Möhren enthalten. Außerdem ein Lezithin sowie Enzyme, Pflanzenzucker und Schleim.

Wirkungen: Die Hautfärbung von Babys, die reichlich mit Möhrenbrei gefüttert werden, ist bekannt. Auch bei Erwachsenen macht sich die Hautfärbung bei reichlichem Möhrengenuß etwas bemerkbar. Neuerdings gibt es Tabletten zum Einnehmen, die durch ihren Karotingehalt eine »Bräunung« bewirken. Das Provitamin A wird im Körper unter Fetteinfluß zum eigentlichen A-Vitamin umgewandelt, das nicht nur die Hautfärbung bewirkt. Es reguliert und schützt auch den Aufbau der Haut und der Schleimhäute, schützt vor Infektionen und kräftigt die Fähigkeit des Auges, auch bei schwachem Licht noch zu sehen. Die Leber kann das A-Vitamin speichern.

Anwendungen: Würde jeder Mensch wöchentlich wenigstens einmal Möhren (möglichst roh als Salat oder kurz angedünstet) essen, hätte er genug A-Vitamin. Das ist aber leider nicht der Fall. A-Vitamin-Mangelzustände sind bei verstärkter Infektionsneigung (Erkältungen, Harnwegsentzündungen), Hautaustrocknung oder verzögerter Dunkelheitsanpassung des Auges zu vermuten. Der naturreine Möhrensaft ist geeignet, den Körpervorrat aufzufüllen.

Dosierung: Säuglinge erhalten 1–2 Teelöffel mit der Flaschen- oder Breinahrung, Vorschulkinder 1–2 Eßlöffel mit Honigmilch oder Fruchtsaft – jeweils eine Woche lang, dann eine Woche Pause. Erwachsene sollten besonders im Winter, aber auch bei überwiegender Kantinen- bzw. Konservenkost, kurmäßig zwei Wochen lang (danach zwei bis vier Wochen Pause) täglich dreimal ein Sherryglas (0,5 dl) trinken. Einige Tropfen Pflanzenöl verbessern die Fähigkeit, das Vitamin aufzunehmen. Nur bei sinnlos überhöhtem Gebrauch über lange Zeit kann eine Übervitaminisierung eintreten: Hinterhauptkopfschmerz, Hautschuppung. – Angenehm und erfrischend schmeckt Möhrensaft in Kur-Cocktails Nr. 20, 31, 35, 68, 73, 77, 79. Diabetiker müssen für eine Tagesmenge (150 dl) = 1 Broteinheit (BE) berechnen.

Petersilie *(Petroselinum hortense)*
Beschreibung: Die Petersilie ist ursprünglich ein Wildkraut. Seit Jahrhunderten wird es in vielen Abarten kulti-

viert. In Deutschland wird Petersilie nur als Würzmittel (Wurzel in Suppen, Kraut in Suppen, Salaten, Quark) benutzt. In südlichen Ländern und in Arabien spielt es die Rolle eines Gemüses. Wirksame Bestandteile sind ätherisches Öl, ein Glykosid, Schleim, Pflanzenzucker und Mineralstoffe sowie winzige Spuren Apiol. Letzteres ist zwar ein Gift, aber die winzigen Spuren führen zu einer Aktivierung der genannten Organe. Deshalb wird Petersilie auch in der Homöopathie gegen Reizblase, Entzündungen der Haut, der Harnwege und bei Leberschwäche verordnet. Nur in sinnlosen Übermengen könnte Petersilie zu unerwünschten Reizungen der Harnorgane führen.

Wirkungen: Der naturreine Preßsaft aus Kraut und Wurzeln der frischen Petersilie regt die Nieren an und fördert die Tätigkeit der Schweißdrüsen, der Milz, der Leber und zahlreicher Hormondrüsen. Petersiliensaft ist magenstärkend und verdauungsfördernd.

Anwendungen: Grundsätzlich ist nach allen, auch den leichtesten Infektionen (Husten, Schnupfen) eine Anregung der Harntätigkeit zur Ausscheidung verbliebener Schlacken (abgestorbene Erreger und ihre Gifte) erwünscht. Auch sollte man Drüsen und Lymphknoten aktivieren. In allen diesen Fällen ist eine Petersiliensaft-Kurzkur zu empfehlen.

Dosierung: Sieben bis zehn Tage lang täglich dreimal 1 Eßlöffel Preßsaft, jeweils mit der sechsfachen Menge Wasser oder in Kur-Cocktail Nr. 29. Nicht bei akuten Nieren- und Harnwegsentzündungen. Beachten Sie, daß auch für natürliche Heilmittel die Grundregel gilt: Kleine Mengen heilen, große Mengen schaden. Oder, wie der deutsche Urvater der Medizin, Paracelsus (Theophrastus Bombastus von Hohenheim, 1494–1541) sagte: »Erst die Menge macht das Gift.«

Rosmarin *(Rosmarinus officinale)*

Beschreibung: Der immergrüne, wilde, fast zu jeder Jahreszeit mit kleinen, hellblauen Blüten besetzte Rosmarin ist jedem bekannt, der schon mal in einem Mittelmeerland war. Hierzulande wird Rosmarin zu medizinischen Zwecken angebaut. Die spitzen, fast nadelförmigen Blätter riechen kräftig und kiefernähnlich, wenn man sie zerreibt. Rosmarin ist ein beliebtes Grillgewürz und natürliches Anregungsmittel für Herz und Kreislauf. Seine

Wirkstoffe sind ätherisches Rosmarin-öl und Kampfer, Gerbstoff, Bitterstoff und Harz.

Wirkungen: Der Rosmarin erhöht die Spannkraft, fördert die Pumpleistung des Herzens (Herz-Minuten-Volumen) und verbessert den Blutkreislauf. Er regt die Gallentätigkeit an und erleichtert die Verdauung. Rosmarin-Badezusatz wirkt nervlich beruhigend, schweißtreibend und körperlich anregend.

Anwendungen: Der naturreine Pflanzensaft wird angewendet zur Kräftigung von Herz und Kreislauf, bei Ermüdung und Abgespanntheit durch Bewegungs- und Trainingsmangel und bei leichter, altersbedingter Schwäche von Herz und Kreislauf. Eine zusätzliche Anregung der Durchblutung durch kneippsche Wechselgüsse (zuerst heiß, dann kalt) oder Bürstenmassagen verstärkt die Wirksamkeit des Pflanzensaftes.

Dosierung: Kurmäßig vier Wochen lang täglich dreimal 1 Eßlöffel Saft unverdünnt oder mit etwas Wasser. Der leicht bitterliche, etwas an Tannennadeln erinnernde Geschmack macht den Pflanzensaft geeignet als Würze in den Kur-Cocktails Nr. 6, 18, 22, 51, 53. Für Diabetiker geeignet.

Salbei *(Salvia officinalis)*

Beschreibung: Der Salbei ist ein ca. 50 cm hoher, stark verzweigter Halbstrauch, ursprünglich in südlichen Ländern wildwachsend, für Heilzwecke heute überwiegend angebaut. Seine Wirkstoffe sind ätherisches Öl, Gerbstoff, Bitterstoff, Harz.

Wirkungen: Die Salbeiwirkungen sind sehr vielseitig: Verdauungsstörungen werden beseitigt. Gallen- und Leberfunktion angeregt. Auch Nachtschweiß, übermäßiges Schwitzen, feuchte Hände und Füße werden gebessert. Salbei tötet Bakterien ab und gilt deshalb als »pflanzliches Antibiotikum«. Er wirkt Erkältungen sowie Entzündungen des Mund- und Rachenraums entgegen. Salbei regt auch die Nierentätigkeit an.

Anwendungen: Getrocknete Salbeiblätter werden als Aufgußtee zubereitet. Salbeitee schmeckt jedoch sogar noch in gesüßter Form stark bitter – es ist kein »Spaß«, davon tagelang mehrere Tassen zu trinken. Der naturreine Pflanzensaft aus frischem Salbeikraut (Blätter und Stengel) ist ebenfalls bitter, braucht aber seiner viel stärkeren Wirkung wegen nur löffelweise geschluckt zu werden. Gegen Angina muß er »pur« genommen und darf er niemals gesüßt werden, denn die Anginabakterien benutzen jeden Zucker als willkommene Nahrung! In allen anderen Anwendungen kann der Pflanzensaft gesüßt werden. In Kur-Cocktails dient er als willkommene Bitterwürze. Zur Behandlung von Nachtschweiß und übermäßiger Schweißbildung. Unterstützend gegen alle Formen der Erkältung und gegen Magen-Darm-Infektionen.

Dosierung: Zum Gurgeln und Spülen, auch zur Kräftigung entzündeten oder schwindenden Zahnfleisches, 10–14 Tage lang mehrmals täglich 1 Eßlöffel Pflanzensaft in etwas Warmwasser. Zum Einnehmen 7–10 Tage lang täglich dreimal 1 Eßlöffel (Kinder 1 Teelöffel) in der sechsfachen Menge Wasser, Tee oder Saft (darf gesüßt werden) oder in Kur-Cocktails Nr. 70, 72. Zur erfolgreichen Normalisierung der Schweißtätigkeit muß der Saft (nur zweimal täglich) vier bis sechs Wochen lang eingenommen werden.

Sauerkraut

(aus Weißkohl, Brassica capitata)
Beschreibung: Sauerkraut ist als vergorenes Kohlgemüse allgemein bekannt. Sauerkrautsaft wird aus frisch durchgegorenem, biologisch angebautem Weißkohl gewonnen und hat heilende Wirkungen. Sie ergeben sich aus der milchsauren Gärung und den Mineralstoffen des Weißkohls.

Wirkungen: Durch heutige Ernährungsgewohnheiten ist die Darmflora häufig gestört. Insbesondere starker Fleisch- und Fettgenuß, übermäßiger Verzehr von Süßwaren, Mangel an Faser- und Quellstoffen machen die natürlichen Darmbakterien kaputt oder degenerieren sie. Alkohol, Antibiotika und andere starkwirkende Medikamente bewirken Störungen des Gleichgewichts der Darmflora. Verdauungsstörungen sind die Folge: Aufstoßen, Blähbauch, Völlegefühl, Bauchrumoren, Verstopfung, seltener auch Durchfälle kommen vor. Leber und Blut werden stark mit Körperschlacken belastet. Sauerkrautsaft ist geeignet, die natürliche Darmflora wieder aufbauen zu helfen.

Anwendungen: Zur Besserung von Verdauungsbeschwerden aller Art. Zum Wiederaufbau der Darmflora nach längerem und stärkerem Alkoholgenuß, nach antibiotischen Behandlungen und nach infektiösen Magen- und Darmstörungen. Zur Anregung der Darmbewegung und zur natürlichen Regulierung unregelmäßiger und/oder harter Stühle. Früher wurde Sauerkrautsaft als Mittel gegen Diabetes gegeben. Bei leichtem, nicht arzneimittelpflichtigem Diabetes kann daher Sauerkrautsaft versuchsweise zur Senkung des Blutzuckerspiegels eingesetzt werden. Sauerkrautsaft kann zum Säuern von Salaten, Soßen, Suppen verwendet werden.

Dosierung: Kurmäßig etwa drei Wochen lang, bei Diabetes unbedenklich auch länger, dreimal täglich ein Sherryglas (0,5 dl) voll oder in Kur-Cocktails Nr. 28, 74. Diabetiker können die Tagesdosis von 1,5 dl bei der Berechnung der Broteinheiten (BE) vernachlässigen. Erst 6 dl ergeben eine BE.

Schafgarbe *(Achillea millefolium)*
Beschreibung: Das überall auf Wiesen, Weiden und an Wegrändern gedeihende, bis zu 1 m hohe »Unkraut« mit meist weißen, manchmal zart rosafarbenen Blütendolden hat einen arteigenen, aromatischen Geruch und wurde früher auch als Würzkraut für Suppen und Salate verwendet – Sie sollten es mal probieren. Die heilige Hildegard, im Mittelalter Äbtissin der Benediktinerinnen und eine berühmte Heilerin, empfahl Schafgarbe gegen Herzklopfen und Sehstörungen. In der Natur-heilkunde wird Achillea zur Kräftigung des Blutgefäßsystems und der fraulichen Organe eingesetzt. Die Droge ist Bestandteil vieler Heilteemischungen. Ihre wirksamen Substanzen: Ätherisches Öl, Chlorophyll, Bitter- und Gerbstoffe, Harz, Gummi, ein Glykosid, Proteine, Enzyme und Mineralstoffe.

Wirkungen: Die Schafgarbe wirkt offenbar über das Nervensystem bei allen nervös bedingten Störungen des Blutkreislaufs. Der naturreine Pflanzensaft aus frischem, blühendem Kraut erleichtert die Herzarbeit und eignet sich als Umstimmungs-Therapie bei Beschwerden der Wechseljahre, nervösen Magen- und Darmstörungen. Die Volksheilkunde empfiehlt Schafgarbe außerdem zur Kräftigung der Venen, gegen Hämorrhoiden und gegen das Bettnässen von Kindern.

Anwendungen: Um eine körperliche Umstimmung zu erzielen, ist kurmäßige Anwendung erforderlich, die einmalige Einnahme kann zwar momentane Beschwerden bessern, aber nicht heilen. Zur Kräftigung des Blutkreislaufs und der kapillaren Durchblutung bis in die Haut- und Muskelregionen sowie in den Beckenbereich der Frau.

Dosierung: Vier bis acht Wochen lang täglich dreimal (viermal) 1 Eßlöffel Saft, jeweils mit der sechsfachen Menge Wasser oder Tee oder, seines leicht bitteren, eine Spur säuerlichen Kräutergeschmacks wegen, als erwünschtes Würzmittel in den Kur-Cocktails Nr. 21, 42, 46, 66, 75, 76.

Schwarzrettich *(Apium graveolens)*
Beschreibung: Der Rettich stammt aus Asien und kommt heute nicht mehr wild vor. Er wird in verschiedenen Varianten angebaut. Am wirksamsten ist der frische Schwarzrettich, aus dem auch der naturreine Pflanzensaft roh gepreßt wird. Rettichsaft wurde früher von Ärzten und wird heute noch in der Naturheilkunde verordnet, und zwar bei Erkrankungen der Atemwege (als Sirup), zur Förderung der Verdauung und der Harnausleitung und bei Leberleiden. Frischer, geraspelter Rettich »schließt den Magen« und fördert zugleich den Leber-Galle-Stoffwechsel. Seine wirksamen Inhaltsstoffe sind vor allem ein schwefelhaltiges, ätherisches Öl, ein Glykosid, Senföl und Mineralstoffe.
Wirkungen: Der Schwarzrettichsaft bewirkt vermehrte Gallensaftproduktion in der Leber und verstärkte Entleerung in den Dünndarm durch Preßbewegungen der Gallenblase. Gallenbeschwerden (Gallendruck, Blähsucht, Völlegefühl nach starkem, fettigem Essen), Neigung zu Gallengrieß- und -steinbildung werden deutlich gebessert, wenn zugleich gallenschonende Kost gegessen wird. Die Leberfunktionen bessern sich, besonders bei gleichzeitiger Einnahme von Löwenzahnsaft (siehe dort). Durch Bewegungsmangel verursachte Darmträgheit kann anhaltend gebessert werden. Katarrhe der Atemwege und hartnäckiger Husten (auch Raucherhusten) lassen sich bei sorgfältiger Einnahme günstig beeinflussen.
Anwendungen: Zur Regulierung von Gallenstörungen. Zur Funktionsstärkung der Leber und als Leberschutz-Therapie. Zur Normalisierung des Stuhlgangs. Zur Behandlung von Katarrhen und hartnäckigem Husten.
Dosierung: Wenigstens zwei Wochen lang, bei chronischen Beschwerden vier Wochen lang (oder unbedenklich länger) täglich dreimal 1 Eßlöffel Schwarzrettichsaft mit der sechsfachen Menge Wasser, Tee oder Milch, auch mit Honig gesüßt, oder in Kur-Cocktails Nr. 36, 76. Für Diabetiker geeignet.

Sellerie *(Apium graveolens)*
Beschreibung: Der aus den sumpfigen Böden Europas und Asiens stammende Sellerie wird heute ausschließlich angebaut. Man unterscheidet Knollen-, Stiel- und Blattsellerie. Der Preßsaft wird aus biologisch angebauten Knollen mit Kraut gewonnen. Seine wirksamen Bestandteile sind ätherisches Sellerieöl, ein Glykosid, Hormone, Vitamin C, Proteine, Mineralstoffe. Die dem Sellerie vom Volksmund nachgesagte Anregung der Liebeslust ergibt sich aus der harntreibenden Wirkung, die eine verbesserte Durchblutung der Geschlechtsorgane verursacht.
Wirkungen: Die entwässernde Wirkung führt zur verstärkten Ableitung von Körperschlacken und Harnsäure. Deshalb bessern sich Beschwerden bei Rheuma und Gicht. Die Anregung der Nierentätigkeit führt zu einer Kräftigung der Harnorgane, wenn gleichzeitig reichlich Flüssigkeit getrunken wird. Sinnlose Überdosierung kann zu unerwünschten Reizungen der Nieren führen. Deshalb ist Selleriesaft (wie auch frischer Sellerie) bei akuten Nieren- und Harnwegsentzündungen nicht geeignet.
Anwendungen: Zur Entwässerung bei rheumatischen Beschwerden, auch im Frühstadium bei Morgensteifigkeit und geschwollenen Händen und Füßen. Zur Besserung von Gichtbeschwerden. Zur Kräftigung der Nieren und Harnwege nach überstandenen Infektionen – jedoch erst dann, wenn die medikamentöse Behandlung erfolgreich abgeschlossen ist. Zur Anregung des Stoffwechsels und der Drüsen. Zur Blutreinigung und unterstützend zu Schlankheitskuren.
Dosierung: Zwei bis drei Wochen lang täglich dreimal 1 Eßlöffel voll, jeweils mit der sechsfachen Menge Wasser oder Tee oder in Kur-Cocktails Nr. 7, 74, 77. Für Diabetiker geeignet.

Spitzwegerich
(Plantago lanceolata)
Beschreibung: Der Wegerich gedeiht als Unkraut überall auf Wiesen, Feldern und Wegrändern. Seine Urform ist wahrscheinlich ein Wegerich mit mittelbreiten Blättern. Die Inhaltsstoffe sind immer die gleichen, aber der für den Preßsaft verwendete Spitzwegerich aus biologischem Anbau zeichnet sich durch höheren Gehalt dieser Substanzen aus: Gerbstoffe, organische Säure, Pflanzenzucker und zahlreiche, teils seltene und für den Körper als Spurenelemente wichtige

Mineralstoffe. In Notzeiten wurden Wegerichblätter zu Spinat verarbeitet.

Wirkungen: Der Wegerichsaft wirkt entzündungswidrig auf die Atemwege, gilt als Umstimmungsmittel und unterstützt die Bluterneuerung (Blutreinigung).

Anwendungen: Zur Umstimmung bei Rachen- und Bronchialkatarrh, bei hartnäckigem Husten und Raucherhusten.

Dosierung: Kurmäßig vier Wochen lang täglich dreimal 1 Eßlöffel = ½ Schnapsglas (Kinder über sechs Monate bis zu zehn Jahren 1–2 Teelöffel, nicht für Säuglinge unter sechs Monaten) in der sechsfachen Menge Wasser oder Kamillentee oder in Kur-Cocktail Nr. 67. Für Diabetiker geeignet.

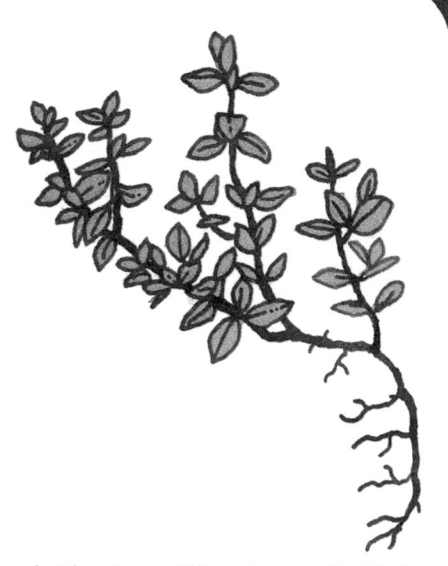

Thymian *(Thymus vulgaris)*
Beschreibung: Der in den Mittelmeerländern wildwachsende, bei uns angebaute Thymian wird nur ca. 30 cm hoch, hat holzige Stengel, kleine, spitze Blättchen und winzige rötliche Blüten. Die Pflanze riecht stark aromatisch, angenehm und wird gern von Bienen besucht. Als Gewürz wie als Heilkraut ist der Thymian berühmt. Der naturreine Pflanzensaft wird aus der frischen, blühenden Pflanze (Stengel, Blättchen, Blüten) gepreßt. Wirksame Bestandteile: Ätherisches Thymianöl, Gerbstoffe, Bitterstoffe, Saponin, Flavone, Harz und Mineralien.

Wirkungen: In der Volksheilkunde gilt die Droge als Anregungsmittel für geistige Arbeit und für das Gedächtnis. Sie beugt Erkältungskrankheiten vor und erleichtert deren Verlauf. Erfahrungsmedizinische Erfolge können auch bei Hautekzemen, Heuschnupfen und Asthma erreicht werden – Thymian hat sowohl eine antibakterielle wie auch eine antiallergische Komponente. Auf jeden Fall wirkt der Pflanzensaft schleimlösend und auswurffördernd, erleichtert somit die Atmung und mildert den Hustenreiz.

Anwendungen: Zur Besserung katarrhalischer, versuchsweise auch allergisch bedingter Erkrankungen der Atemwege und Atmungsorgane, zur Stillung von Hustenreiz und zur Auswurfförderung. Bei Rachenkatarrhen (z. B. Heiserkeit) auch als Gurgelmittel.

Dosierung: Während der Beschwerdezeit und möglichst einige Tage darüber hinaus täglich drei- bis viermal 1 Eßlöffel (Kinder 1 Teelöffel), jeweils mit der sechsfachen Menge Wasser oder Tee, für Kinder auch mit Milch und Honig. Bei chronischen Beschwerden kurmäßig vier Wochen lang (oder länger) täglich zweimal 1 Eßlöffel, verdünnt oder in Kur-Cocktails Nr. 10, 22, 34, 56, 67, 70. Für Diabetiker geeignet.

Tomate *(Solanum lycopersicum)*
Beschreibung: Schön wärs, wenn alle Tomaten vollreif von der Staude gepflückt und frisch auf den Tisch kämen. Und wenn sie alle im Freiland wachsen würden und nicht zum großen Teil in Gewächshäusern. Dann hätten sie nämlich reichlich Vitamin C. außerdem A-, B-, D- und P-Vitamine.

Aber leider sind sie meist nicht frisch. Dagegen erfüllt naturreiner, ungesalzener Tomatensaft diese Voraussetzungen. Sollten Sie fertigen Saft kaufen, achten Sie darauf, daß auf dem Etikett ein entsprechender Vermerk steht. Weitere wirksame Bestandteile des Saftes sind Fruchtsäuren und Mineralstoffe.

Wirkungen: Frischer Tomatensaft regt die Bauchspeicheldrüse an und ist deshalb ein wirksames Aufbaumittel.

Anwendungen: Tomatensaft ist in erster Linie ein angenehmer, erfrischender Durstlöscher und Bestandteil aller Gemüse-Cocktails. Er ist bei geistiger und nervlicher Anstrengung, in Erholungsphasen nach Erkrankungen und auch während der Schwangerschaft durch seinen Gehalt an Vitaminen und Mineralstoffen allgemein kräftigend. Er wirkt mild abführend und mindert durch den Magnesiumgehalt leichte Krampfneigungen. Da die Tomate nur wenig Kalorien hat, sind Früchte und Saft sehr zu empfehlen, wenn man sein Gewicht reduzieren will.

Dosierung: Nach Belieben, wenn man den Saft als Durstlöscher trinkt. Am wirksamsten bringt der Saft seine Inhaltsstoffe zu Geltung, wenn man dreimal täglich (morgens, mittags, abends) jeweils ein Wein- oder Wasserglas voll trinkt. Sinnloses, literweises Trinken von Tomatensaft ist wegen des Säuregehalts nicht zu empfehlen. Gichtleidende und akut bzw. chronisch Nierenkranke sollten Tomatensaft meiden. Diabetiker müssen auf jeweils 245 ml = 1 Broteinheit (BE) berechnen. Das entspricht etwa einem Wasserglas voll.

Wacholder (*Juniperus communis*)
Beschreibung: Der immergrüne Wacholderstrauch mit seinen männlichen und weiblichen Blüten auf verschiedenen Pflanzen entwickelt im Herbst die vollreifen, blauschwarzen Wacholderbeeren, die als Küchengewürz allgemein bekannt sind. Darüber hinaus gehört aber Wacholder zu den berühmtesten Drogen der Volks- und Naturheilkunde. Seine wirksamen Bestandteile sind ätherisches, würziges Wacholderöl, Terpene, Bitterstoff Juniperin, Gerbstoff, Fruchtzucker, Eiweißstoffe, Enzyme und Mineralstoffe.
Wirkungen: Unverzüglich spürbar ist die rasche harnausleitende Wirkung des Wacholders. Ärzte verordneten in den russischen Gefangenenlagern des Zweiten Weltkrieges deshalb Wacholderbeeren bei Hungerödemen und Wasserstauungen durch Herzleistungsschwäche und Rheuma.

Magen- und Darmstörungen werden unter dem Einfluß von Wacholder schnell behoben. Sodbrennen, Aufstoßen, Blähungen verschwinden oft schon nach einer einzigen Gabe. Einflüsse auf die Menstruation im Sinne einer Regulierung sind erfahrungsmedizinisch belegt. Die Nieren werden gekräftigt – allerdings können sinnlos große Wacholdermengen Nierenreizungen verursachen. Deshalb ist das Mittel bei akuten Harnwegsentzündungen ungeeignet. Durch die Anregung der Durchblutung und die durch verstärkten Harnfluß (während Wacholderkuren immer reichlich trinken!) werden zahlreiche Körperschlacken ausgeleitet, was zu einer allgemeinen Befindensbesserung führt. Zerdrückte Wacholderbeeren sollen den verschiedensten Speisen reichlich beigegeben werden, man kann sie auch Kräuterteemischungen zufügen. Am wirksamsten ist Wacholder-Extrakt aus vollreifen, frischen Beeren. Da die Früchte wenig Wasser enthalten, ist es nicht möglich, einen naturreinen trinkfähigen Saft herauszupressen. Der Extrakt wird teelöffelweise eingenommen und kann geschmacklich aufbereitet werden, da er stark bitter schmeckt.

Anwendungen: Zur Ausleitung und Beschwerdeminderung bei allen rheumatischen Beschwerden sowie Gicht und Ischias. Zur Ausleitung bei nachlassender Herzleistung durch Bewegungs- und Trainingsmangel. Zur Behebung von Magen- und Darmstörungen (Sodbrennen, Aufstoßen, Blähungen, Gallenblasendruck, Darmrumoren, Verstopfung). Zur Anregung der kapillaren Durchblutung. Zu Kräftigung der Nieren und der ableitenden Harnwege nach entzündlichen Prozessen (nicht in der akuten Phase!). Zur Regulierung unregelmäßiger, zu schwacher Menstruation.

Dosierung: 3–6 Teelöffel von dem naturreinen Extrakt ergeben über den Tag verteilt die wirksame Dosis. Die kurmäßige Anwendung über vier bis acht Wochen (bei noch längerer Anwendung nur 2 Teelöffel täglich) ist bei allen chronischen Erkrankungen, vor allem Rheuma, Gicht, leichter Herzleistungsschwäche, Zuständen nach Entzündungen der Harnorgane, Blähbauchbeschwerden und bei Bemühungen zur Verbesserung der Durchblutungsverhältnisse angezeigt. Zur Besserung von Magen-, Darm- und Gallenstörungen wird im allgemeinen eine etwa zweiwöchige Anwendung ausreichen. Da der naturreine, ungesüßte Extrakt bitter schmeckt, sollte reichlich Wasser oder Tee nachgetrunken werden. Die Vermischung mit Honig ist möglich. Sehr erwünscht ist der würzende Bittergeschmack bei den Kur-Cocktails Nr. 19, 32, 33, 43, 54, 64, 74.

Weißdorn *(Crataegus oxycantha)*
Beschreibung: Der zur Gattung der Rosengewächse zählende Weißdorn wächst wild in Hecken, Gebüschen, an Zäunen, Waldrändern und Bahndämmen. Der naturreine Pflanzensaft wird aus frischen Blüten, Blättern und Früchten des Weißdorns roh gepreßt. Seine wirksamen Bestandteile sind ätherisches Öl, Farbstoffe, Bitterstoff, Harz, Enzyme und Mineralien – insgesamt etwa 50 verschiedene Substanzen, von denen jede für sich keine besonders starke Wirkung erzielt, während sie sich in ihrem Zusammenwirken medizinisch außerordentlich bewährt haben.

Wirkungen: Der Weißdorn ist angezeigt bei allen leichten Unregelmäßigkeiten des Herzens, des Kreislaufs, Blutdrucks und der Durchblutung, die »noch« nicht unbedingt ärztlich andauernd behandlungsbedürftig, aber nichtsdestoweniger lästig sind und den Betroffenen beunruhigen. Mit dem Weißdorn steht ein Medikament zur Verfügung, das völlig ungiftig ist und behutsam auf Herz- und Kreislauf einwirkt. Weißdorn verhilft jüngeren Menschen zur Herzkräftigung in Streßperioden. Bei Jüngeren wie Älteren

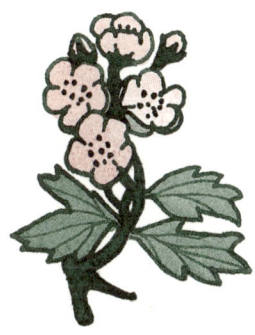

werden Herzleistung und Durchblutung gebessert, wenn durch Trainingsmangel Leistungsschwäche erkennbar wird. Blutdruck wird behutsam normalisiert: Hochdruck sinkt allmählich, Niedrigdruck (z. B. bei jungen Frauen und Mädchen) steigt langsam an. Jenseits der Lebensmitte wird die Herzleistung durch Crataegus gestützt. In der Homöopathie gilt die Droge als Hauptmittel für Herz und Kreislauf. Weiß-

dorntee gibt es in fast jeder Apotheke und in Reformhäusern. Am wirksamsten ist aber der frischgepreßte, naturreine Pflanzensaft.

Anwendungen: Zur Regulierung aller leichten Mißempfindungen und Beschwerden des Herzens, des Kreislaufs und der Durchblutung: Herzklopfen, zu schneller Puls, Stolpertöne im Herzrhythmus, erhöhter Blutdruck, Niedrigblutdruck, schnelle Erschöpfung, Abgeschlagenheit, Antriebslosigkeit, nervöse Unruhe, kalte und/oder kribbelnde Füße und Hände, leichte Atemnot oder leichtes Engegefühl bei relativ geringer körperlicher Anstrengung (Trainingsmangel).

Dosierung: Das Medikament kann seine sanfte, umstimmende Wirkung (bessere Sauerstoffversorgung des Herzens, Erweiterung der Herzkranzgefäße, Kapillardurchblutung usw.) am besten kurmäßig entfalten. Daher wenigstens vier Wochen (unbedenklich auch länger) täglich drei- bis viermal 1 Eßlöffel voll, jeweils mit der sechsfachen Menge Wasser oder Tee, oder in Kur-Cocktails Nr. 6, 18, 32, 38, 73, in denen sich der bitter-säuerliche Geschmack in angenehmer Weise bemerkbar macht. Wer, insbesondere in fortgeschrittenem Lebensalter, Weißdornsaft andauernd einnehmen will, weil er damit Wohlbefinden erzielt, kann dies bedenkenlos tun. In diesen Fällen werden jedoch 2 Eßlöffel täglich (morgens und abends) ausreichen.

Weißkohl *(Brassica capitata)*

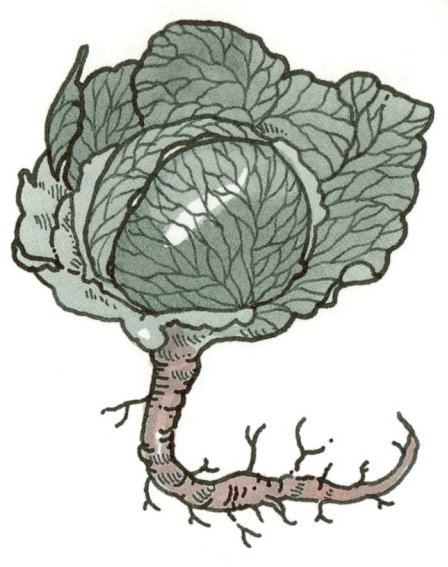

Beschreibung: Der Gemüse-Weißkohl wird leider in unserer »modernen« Zeit viel zu selten gegessen, in rohem Zustand überhaupt nur noch im Süden der Bundesrepublik als Krautsalat. Dabei enthält er zahlreiche wirksame Substanzen, darunter ätherisches Öl, etwas Bitterstoff, Gerbstoff, Schleim, basische (der Säure entgegenwirkende) Stoffe, Mineralien und Spuren seltener, vitaminähnlicher Verbindungen.

Wirkungen: Früher aßen die Leute Weißkohl wöchentlich mindestens einmal, der Körper litt also keinen Mangel an den Inhaltsstoffen des Krautes. Zur Aktivierung der Leber legte man heiße Krautwickel auf den Bauch. Naturreiner Weißkohlsaft aus frischen Kohlköpfen unterstützt den Leber-Gallen-Stoffwechsel, reguliert die Magensäure und wirkt Magenbeschwerden entgegen.

Anwendungen: Bei saurem oder schleimigem Aufstoßen, Bauchrumoren, Blähungen, Magen- und Bauch-weh und zur Normalisierung unregelmäßigen Stuhlgangs.

Dosierung: Zur Besserung akuter Beschwerden drei bis vier Tage lang täglich drei- bis viermal ein Weinglas voll. Bei immer wiederkehrenden Beschwerden kurmäßig zwei bis drei Wochen lang täglich dreimal ein Weinglas voll. In hartnäckigen chronischen Fällen acht Wochen oder länger täglich zweimal ein Sherryglas voll. Zur Anwendung in Kur-Cocktail Nr. 7 empfohlen. Diabetiker müssen auf 328 ml = 1 Broteinheit (BE) berechnen.

58

Diese Menge entspricht etwa zwei Weingläsern (sechs Sherrygläsern).

Wermut *(Artemisia absinthum)*
Beschreibung: Das Wermutkraut wächst auch heute noch gelegentlich wild an Flußufern, Weinbergen, Felsen und felsigen Wiesen. Für medizinische Zwecke wird es aber ausschließlich angebaut. Der naturreine Pflanzensaft wird aus dem frischen, blühenden Kraut kalt gepreßt. Seine wirksamen Substanzen sind ein Bitterstoff, Glykosid, ätherisches Öl, Absinthin, Gerbstoff und Mineralstoffe.
Wirkungen: Wermut ist ein bekanntes Mittel in der Naturheilkunde, mit vielseitiger Wirkung. Es fördert den Appetit, reguliert die Verdauung, reguliert die Magensäure und damit die Gasbildung im Darm, führt ab und aktiviert den Leber-Galle-Stoffwechsel. Wermut wirkt kreislauffördernd und kreislaufverbessernd. Rheumatismus und Diabetes sollen, bei homöopathischen Gaben, günstig beeinflußt werden. Durch kleine Mengen wird die Nierentätigkeit gesteigert. Größere Mengen können jedoch zu Nierenreizungen führen, weshalb Wermut bei akuten Entzündungen der Harnorgane grundsätzlich nicht geeignet ist.

Anwendungen: Der naturreine Pflanzensaft wird angewendet bei Appetitlosigkeit, Magensäuremangel, Magen- und Darmbeschwerden mit Krämpfen, nach schwerverdaulichen Speisen und reichlichem Alkoholgenuß, bei Bauchgrimmen, Völlegefühl und Blähsucht.
Dosierung: Bei akuten Beschwerden nur drei bis fünf Tage lang, bei Neigung zu wiederkehrenden Beschwerden sowie Appetitlosigkeit zwei bis vier Wochen lang dreimal täglich 1 Teelöffel bis 1 Eßlöffel voll – grundsätzlich gilt: Je länger die Einnahmezeit, desto kleiner die einzelne Dosis. Der Saft wird mit etwa der sechsfachen Menge Wasser oder Tee genommen oder in Kur-Cocktails Nr. 8, 28, 30, 39, 41, 44, 47, 74. Für Diabetiker geeignet.

Wolfstrapp *(Lycopus europaeus)*
Beschreibung: Fast ausgestorbenes, früher häufiges Unkraut an Zäunen, Wegen, Halden oder auf Brachland, das der Brennessel ähnlich sieht. Für den naturreinen Pflanzensaft wird Wolfstrapp ausschließlich angebaut. Seine wirksamen Bestandteile sind Phosphor-, Zitronen-, Weinstein- und Apfelsäure, Harz, Bitterstoff und Gerbstoff.
Wirkungen: In der Homöopathie wird

Lycopus für das ganze Beschwerdebild der »vegetativen Dystonie«, also bei allen nervös bedingten Herz- und Kreislaufstörungen mit gleichzeitiger nervöser Erschöpfung angewendet, speziell bei Überfunktion der Schilddrüse. Der naturreine Pflanzensaft wirkt über das Nervensystem beruhigend.

Anwendung: Zur Beruhigung bei Nervösität und nervöser Unruhe. Zur Regulierung nervöser Herzbeschwerden. Zur Förderung des Schlafes. Versuchsweise auch bei leichter Überfunktion der Schilddrüse.

Dosierung: Die sanfte, ungiftige Droge kann ihre Wirkung nur kurmäßig entfalten. Die andauernde, nachhaltige Kräftigung überregter Nerven erfordert etwas Geduld – chemische »Betäubungsmittel« der Nerven wirken zwar augenblicklich, ihre Heilwirkungen sind aber oft zweifelhaft oder werden durch unerwünschte Nebenwirkungen erkauft. Der naturreine Pflanzensaft soll in der ersten Woche täglich vier- bis fünfmal teelöffelweise genommen werden, weitere drei Wochen (oder länger) jeweils zwei- bis dreimal täglich 1 Eßlöffel, jeweils mit etwas Wasser oder Kamillentee verdünnt oder in Kur-Cocktails Nr. 25, 37, 58. Bei starker Nervosität oder stark gestörtem Nachtschlaf kann, mindestens abends, mit Baldriansaft (siehe dort) kombiniert werden. Für Diabetiker geeignet.

Zinnkraut *(Equisetum arvense)*
Beschreibung: Gedeiht als Unkraut auf feuchten, lehmigen Böden und wird, auch unter dem Namen Schachtelhalm bekannt, für Heilzwecke geerntet. Verwendet wird das frische grüne Kraut. Seine wirksamen Substanzen sind vor allem Kieselsäure und mehrere andere Säuren, Bitterstoff, Farbstoff und reichlich Mineralien.

Wirkungen: Kieselsäure wird im Körper vor allem für die Gewebebildung benötigt. Der Pflanzensaft ist deshalb zur Stärkung des Lungengewebes geeignet. Damit wird die Abwehrbereitschaft der Atmungsorgane gegen Infektionen gestärkt. Die harntreibende, entwässernde Wirkung führt gleichzeitig zur Ausleitung von Körperschlacken und Giftstoffen von Erregern und kräftigt die Nieren.

Anwendungen: Zur Stärkung der Atmungsorgane bei Anfälligkeit für Erkältungskrankheiten aller Art. Zur Nierenkräftigung nach Entzündungen der Harnwege. Während der kurmäßigen

Anwendung sollte reichlich Frischobst und rohes bzw. kurz gedünstetes Gemüse gegessen werden. Die Durchspülung der Nieren wird um so gründlicher durch reichliches Trinken von Mineralwasser.

Dosierung: Drei bis vier Wochen lang täglich dreimal 1 Eßlöffel Saft, jeweils mit der sechsfachen Menge Wasser oder Tee oder in Kur-Cocktails Nr. 68. Für Diabetiker geeignet.

Zwiebel *(Allium cepa)*

Beschreibung: Zwar wird es in keiner deutschen Küche an Zwiebeln fehlen, aber die Verwendung ist viel zu spärlich. Um seinen Bedarf an den zahlreichen wichtigen Inhaltsstoffe zu decken, würde der Körper täglich etwa eine kinderfaustgroße Zwiebel benötigen. In anderen Ländern wird ein Vielfaches an Zwiebeln verbraucht, was zahlreiche Stoffwechselvorgänge günstig beeinflußt. Zu den wirksamen Bestandteilen der Zwiebel gehören ein stechend riechendes, zu Tränen reizendes ätherisches Öl, ein senfölähnliches Glykosid, B- und C-Vitamine und weitere vitaminähnliche Substanzen, Proteine, Mineralstoffe und ein pflanzliches Hormon, das ähnlich dem Insulin wirkt.

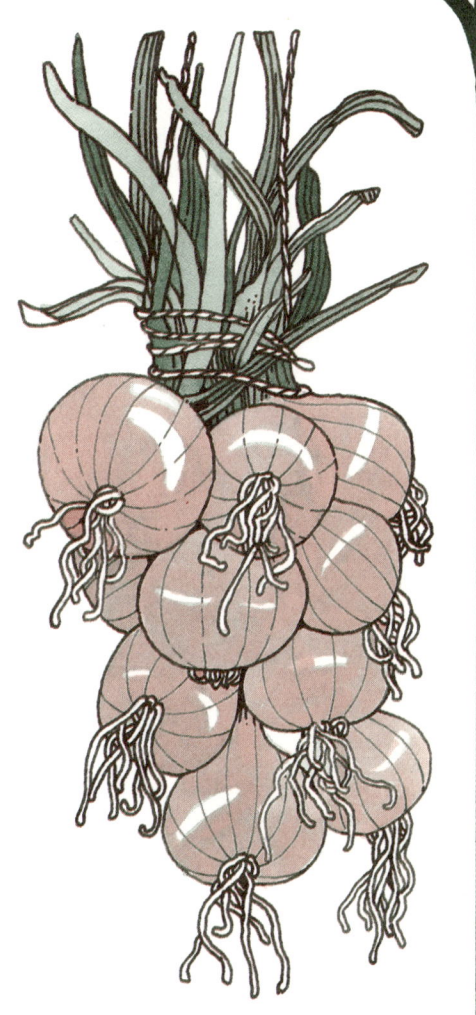

Wirkungen: Zwiebeln üben Einfluß auf den Stoffwechsel der Leber und der Bauchspeicheldrüse, der Atemwege, Verdauungsorgane und der Nieren aus. Krampfbeschwerden im Verdauungstrakt werden aufgehoben, denn Zwiebel ist windtreibend. Bei akuten Nierenentzündungen kann es zu unerwünschten Reizungen kommen, deshalb soll während der Krankheit Zwiebel gemieden werden.

Anwendungen: Der naturreine Zwiebelsaft aus frischen, ganzen Zwiebeln mit dem Zellfleisch ist angezeigt zur Kräftigung aller Stoffwechselvorgänge. Er entschlackt das Blut, macht es fließfähiger, was sich günstig auf die Herztätigkeit auswirkt und vor allem Thromboseneigung mindert. Der Saft beruhigt die Nerven und die Funktion der Schilddrüse. Zwiebelsaft ist ein bewährtes Volksheilmittel bei allen Erkältungen, insbesondere Husten und Bronchitis, und besonders wirksam bei Kindern (kann mit Honig vermischt werden). Das Mittel fördert die Gallensaftproduktion und ist deshalb verdauungsfördernd. Durch die Einnahme von Zwiebelsaft kann dürftiger Zwiebelgebrauch in der Küche ausgeglichen werden.

Dosierung: Bei akuten Erkältungen für die Dauer der Beschwerden und möglichst noch einige Tage darüber hinaus täglich mehrmals 1 Eßlöffel voll (Kinder unter zehn Jahren 1–2 Teelöffel) pur oder mit Honig vermischt oder in Kur-Cocktail Nr. 68. In allen anderen Fällen drei bis vier Wochen lang täglich 2–3 Eßlöffel pur, mit Honig vermischt oder in Kur-Cocktails Nr. 73, 74. Für Diabetiker geeignet.

Kur-Cocktails
für alle
Gelegenheiten

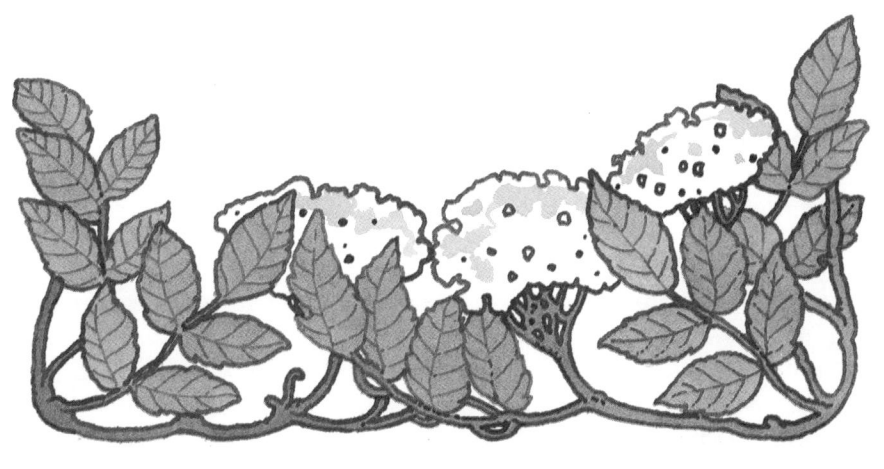

Der Mensch trinkt, wenn er Durst hat. Durst macht das Trinken erst schön. Durst ist ein Trick des menschlichen Organismus, der es verhindert, daß wir an Austrocknung zugrunde gehen. Das Durstzentrum im automatischen Teil des Gehirns, der nicht vom Willen beeinflußt wird, besorgt, daß wir rechtzeitig Durst bekommen.

Viele Menschen, vor allem Frauen, wehren sich gegen das Durstgefühl und wollen ihm oft nicht nachgeben, weil sie meinen, zu häufiges Trinken würde sie »dick« machen. Das ist falsch: Nur wenn man kalorienreiche Getränke reichlich genießt, z. B. zukkerhaltige Limonaden oder Bier oder hochprozentigen Alkohol, kann man dick davon werden. Naturreine Pflanzensäfte ohne Zuckerbeigabe haben praktisch keine Kalorien. Sie werden auch nicht in großen Mengen getrunken. Auch gemischt nach den Kur-Cocktail-Rezepten dieses Buches werden sie nicht zu »Kalorienbomben«.

Wer zu wenig trinkt, schadet dem Körper. Das Blut wird zu dick. Dickes Blut transportiert zu wenig Sauerstoff. Es neigt zur Überfettung und setzt Schlakken, Fett und Kalk, an den Wänden der größeren und kleineren Arterien ab. Die Gefäße wachsen langsam zu – wie überalterte Rohre einer Wasserleitung. Dickes Blut transportiert auch zu wenig Körperschlacken ab. Stuhl und harnpflichtige Substanzen bleiben zu lange im Körper. Man darf – vereinfacht – sagen, das ist eine Vergiftung auf Raten.

Darunter leidet nun wiederum die Leber, die mit dem ganzen Müll als Haupt-Entgiftungsorgan nicht mehr fertig wird. Der Leber-Stoffwechsel erlahmt, wenn man zu wenig trinkt. Reichlich Alkohol schadet allerdings der Leber. Alkohol ist in größerer Menge Lebergift.

Die Nieren sind ein Hochleistungsorgan. Sie brauchen für bestmögliche Arbeit eine gewisse Trinkmenge, die sie ausscheiden wollen. Bekommen sie weniger, stehen die Chancen schlecht, daß alle harnpflichtigen Körperschlacken ausgeleitet werden. In den Nieren selbst kann es zu Grieß- und Steinbildung kommen. Da spärlicher Harn mit Harnsäure überlastet ist, werden die empfindlichen Schleimhäute der Harnwege gereizt und sind empfänglich für Harnwegsinfektionen, von denen die Blasenentzündung noch die harmloseste ist.

Flüssigkeit wird schließlich auch für die Haut, die Atmung und den Darm gebraucht. Wer Durst leidet, um »schlank« bleiben zu wollen, riskiert vorzeitige Hautaustrocknung und damit Hautalterung. Er wird anfällig für Katarrhe der Atemwege. Und er wird mehr oder weniger an unregelmäßigem, zu hartem Stuhl leiden. Viele Verstopfungen gäbe es überhaupt nicht, wenn der Verdauungsbrei besser durchfeuchtet wäre.

Die richtige Flüssigkeitsmenge, die der erwachsene Mensch täglich braucht, liegt bei ungefähr zweieinhalb Liter – Morgenkaffe, Nachmittagstee, Abendgetränke, Suppen, Soßen und Wasseranteile in Obst, Gemüse, Fleisch eingeschlossen.

Da die Haut, die Atmung und der Darm zusammen täglich einen Liter für ihre Ausscheidungen verbrauchen, sollen die Nieren binnen 24 Stunden noch anderthalb Liter abgeben. Wer weniger ausscheidet, trinkt zu wenig. Eine entsprechende Kontrolle wäre zweckmäßig.

Kur-Cocktails sind also durchaus sinnvoll, auch zur Erhöhung der Trinkmenge. Sie können, in richtiger Anwendung, die Wirksamkeit von naturreinen Pflanzensäften unterstützen.

Wir trinken auch aus Gewohnheit

Der Mensch trinkt aber gottlob nicht nur, wenn er Durst hat. Das Durstzentrum sorgt ja »nur« für das lebensnotwendige Minimum. Es garantiert nicht das für die Organe wünschenswerte Optimum. Um das zu erreichen, hilft der Mensch mit seinem eigenen Wollen nach und trinkt, weil es ihm Spaß macht und weil der Spaß auch zur Gewohnheit wird. Dabei kann er allerdings auch in das Risiko der Übertreibung geraten. Und die ist dann – leider – wieder schädlich.

Der Mensch trinkt morgens zum Frühstück. Viele haben sich angewöhnt, bereits morgens zur Appetitanregung einen Saft zu trinken, danach erst Kaffee oder Tee. Die meisten trinken irgend etwas zu jeder Mahlzeit, auch davor und danach. Typischerweise werden »Drinks« vor allem

● zur Entspannung, vor allem nach Feierabend,

● zur Appetitanregung vor der Hauptmahlzeit,

● zur besseren Verdauung nach der Hauptmahlzeit,

● zur Gemütlichkeit während des Abends, auch in Gesellschaft,

● zur Förderung des Schlafes vor der Bettruhe getrunken.

Für alle diese Gelegenheiten gibt das Buch Anregungen zu Kur-Cocktails unter Verwendung von naturreinen Pflanzensäften. Damit ist es erstmals möglich, das Angenehme mit dem Nützlichen zu verbinden, das heißt: gesundheitsdienliche Säfte in Form wohlschmeckender Drinks »einzunehmen« und ganz bestimmte Körperfunktionen (z. B. Nerven, Herz, Kreislauf, Magen, Verdauung) wirksam zu stärken. Man braucht nicht erst krank zu sein, um sich dieser Methode zu bedienen.

Insoweit sind die Kur-Cocktails nicht nur für die Behandlung einer Krank-

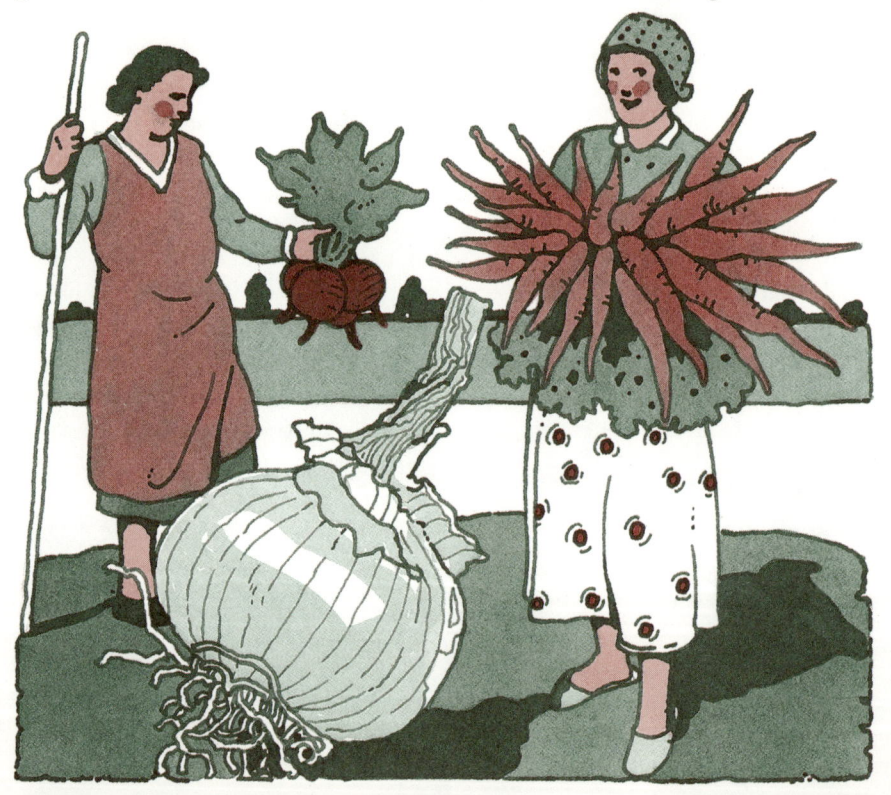

heit da, sondern zum Beispiel für die Frühjahrskur, die Hautpflege »von innen«, die allgemeine Organpflege oder die Vorbeugung gegen Erkältungsinfektionen – durchaus für die ganze Familie geeignet.

Wer bereits an Unpäßlichkeiten, Mißempfindungen oder Beschwerden leidet, kann mit den Kur-Cocktails Besserung erzielen.

Darüber hinaus gibt es Beschwerden, die bestimmte Getränke verbieten (z. B. Alkohol in jeder Form nach Hepatitis) und/oder die Pflege bestimmter Organe gebieten.

Zum Beispiel wird man bei Erkältungskrankheiten und Fieber besonders reichlich trinken und dabei gleichzeitig die Beschwerden lindern wollen. Diabetiker müssen zuckerhaltige Getränke meiden und tunlichst bevorzugen, was den Blutzuckerspiegel senkt oder mittelbar dazu beiträgt. Ähnliche Überlegungen gelten für Gichtleidende und stark Übergewichtige.

Deshalb gibt es eine ganze Anzahl spezieller Kur-Cocktails, die bei Erkältungskrankheiten und Stoffwechselstörungen besonders geeignet sind.

Grundsätzlich ist das Buch nicht gedacht, um Kinder an Medikamente, auch nicht an natürliche Heilmittel und ganz bestimmt nicht an »Drinks« zu gewöhnen. Dennoch gibt es einige spezielle Rezepte, die sich auch für Kinder gut eignen, wenn sie z. B. an Appetitlosigkeit leiden oder eine Erkältung haben.

Aufgabe der Eltern muß es sein, Kur-Cocktails mit den angegebenen natürlichen Pflanzensäften nicht länger als nötig zu verabreichen. Gegebenenfalls können die für Kinder geeigneten, immer alkoholfreien Cocktails danach ohne medizinisch wirksamen Pflanzensaft weiterhin gegeben werden.

Alle beschriebenen Kur-Cocktails wurden in mehr als halbjähriger Arbeit vom Autor und einem Kollektiv ausprobiert. Dabei wurden u. a. auch Wirkungen auf Verdauung, Nerven, Schlafförderung, Anregung, Erkältungen und Allgemeinbefinden an subjektiven Eindrücken der Versuchspersonen überprüft und diskutiert. Einschränkend darf nicht unerwähnt bleiben, daß sich das Kollektiv wegen der großen Zahl und der verschiedenen Arten von Pflanzensäften in Apotheken, Drogerien und Reformhäusern auf Schoenenberger-Pflanzensäfte beschränkt hat und deshalb keine allgemeingültigen Aussagen über andere Produkte machen kann.

Auf die richtige Menge kommt es an

Die angegebenen Mengen bei den folgenden Rezepturen brauchen nicht mit der »Goldwaage« gemessen zu werden. Geringfügige Mengenüberschreitungen schaden gesundheitlich nicht, verbessern aber auch nicht die Wirksamkeit. Der Geschmack der Cocktails kann unter Umständen leiden, wenn die Mengenverhältnisse verfälscht werden.

Als Anhaltspunkte können Ihnen vielleicht folgende Maßangaben dienen: 3 Teelöffel entsprechen etwa einem Eßlöffel.

2 Eßlöffel entsprechen etwa 2 cl = 2 Zentiliter (2/100) und damit einem kleinen Schnapsglas, wie es in Restaurants bis zum Eichstrich eingefüllt wird.

Ein Sherry- oder Portweinglas faßt etwa 6 bis maximal 8 cl.

Ein Weißweinglas faßt etwa 1,5 dl = 1,5 Deziliter (1,5/10).

Ein großes Rotweinglas, ein Whiskyglas, ein kleines Bierglas fassen etwa 2 dl.

Ein großes Cocktailglas oder ein haushaltsübliches Wasserglas fassen etwa 2,5 dl = 1/4 Liter.

Der Morgendrink: ein Muntermacher

Der Morgendrink findet seinen Sinn darin, den Menschen munter zu machen, ohne aufzuputschen. Außerdem soll er den Frühstücksappetit anregen und nach Möglichkeit Kraft für den Vormittag spenden.

Um diese Aufgaben zu erfüllen, muß ein Kur-Cocktail morgens vor allem reich an Vitaminen und Mineralstoffen sein. Die Bedingungen werden von frischgepreßten, möglichst immer mal wechselnden Obstsäften erfüllt. Eine Fruchtpresse wäre dafür bestens geeignet. Wer morgens keine Zeit oder keine Lust zum Saftpressen hat, wird auf Fruchtkonserven ausweichen. Geeignet sind solche Fruchtsäfte, bei denen die Etikettenbeschreibung ausreichend erkennen läßt, daß es sich um vitaminschonende Zubereitungen handelt. Ein hervorragender C-Vitaminträger ist z. B. der Hagebutten-Aprikosen-Nektar (vgl. Seite 33 f.).

Es wäre sinnwidrig, für den Morgen aufwendig zu mixende Kur-Cocktails zu empfehlen. Auch sollte man früh darauf verzichten, die Drinks eiskalt zu nehmen – das würde den Magen belasten.

1 Lebenswecker I

Stoffwechselaktivierend, leberkräftigend, insbesondere nach längerer und stärkerer alkoholischer Belastung, bei Abgespanntheit und verzögerter Erholung (z. B. nach Hepatitis).

2 cl Artischockensaft
2 cl Brennesselsaft
mit Orangensaft ein kleines Wasserglas auffüllen und umrühren.

(Kann gut kombiniert werden mit den Cocktails Nr. 13, 28, 41, 48)

2 Nervenstärker I

Für gehetzte Menschen, die schon morgens nervös zur Arbeit gehen. Beruhigend, aber zugleich nervenkräftigend.

2 cl Baldriansaft
2 cl Johanniskrautsaft
mit Pampelmusensaft ein kleines Wasserglas auffüllen und umrühren.

(Kann gut kombiniert werden mit den Cocktails Nr. 14, 29, 41, 49, 61)

3 Magenfreund I

Für Leute mit nervösen, manchmal krampfartigen Magenbeschwerden oder Darmstörungen mit Blähungsneigung. Für Frauen mit periodischen Beschwerden oder Unregelmäßigkeiten.

2 cl Kamillensaft
2 cl Löwenzahnsaft
mit einem Bananen-Fruchtsaftgetränk oder mit Aprikosen-Nektar ein kleines Wasserglas auffüllen und umrühren. Achtung: zimmerwarm trinken!

(Kann gut kombiniert werden mit den Cocktails Nr. 15, 30, 50, 62)

4 Eisenherz I

Zur allgemeinen Herzkräftigung. Bei nervösen Herzbeschwerden – auch dann, wenn sie erst nach Feierabend oder nachts auftreten. Bei leichtem Hochdruck und unterstützend bei behandlungspflichtigem Hochdruck. Durchblutungsfördernd.

2 cl Melissensaft
2 cl Mistelsaft
mit Hagebutten-Aprikosen-Nektar ein kleines Wasserglas auffüllen und umrühren.

(Kann gut kombiniert werden mit den Cocktails Nr. 16, 31, 42, 51, 63)

5 Frühlingserwachen I

Zur Frühjahrskur gegen Stoffwechselträgheit und frühjahrsbedingte Müdigkeit. Organaktivierend und blutreinigend.

2 cl Brennesselsaft
2 cl Löwenzahnsaft

mit Hagebutten-Aprikosen-Nektar ein kleines Wasserglas auffüllen und umrühren.

(Kann gut kombiniert werden mit den Cocktails Nr. 17, 52)

6 Jungbrunnen I

Gegen altersbedingte oder durch Trainingsmangel verursachte leichte Herz- und Kreislaufschwäche und ihre Folgebeschwerden: Abgespanntheit, rasche Erschöpfung.

2 cl Rosmarinsaft
2 cl Weißdornsaft

mit Hagebutten-Aprikosen-Nektar ein kleines Wasserglas auffüllen und umrühren.

(Kann gut kombiniert werden mit den Cocktails Nr. 18, 32, 53)

7 Guter Morgen I

Zur Besserung rheumatischer und gichtiger Beschwerden, unterstützend bei jedem Schweregrad, vor allem aber bei Morgensteifigkeit mit leichten Schwellungen an Händen und/oder Füßen. Zur Ausleitung und Entwässerung über die Nieren. Blutreinigend und leistungsanregend.

2 cl Knoblauchsaft
2 cl Selleriesaft
4 cl Weißkohlsaft

kühlschrankfrisch in einem kleinen Wasserglas verrühren.

(Kann gut kombiniert werden mit den Cocktails Nr. 19, 33, 43, 54, 64)

8 Frühstücksfreude I

Zur Weckung des Morgenappetits. Zur Anregung von Magen und Darm, auch zur Einleitung guter Verdauung – aber kein »Abführmittel«.

2 cl Fenchelsaft – »solo« für Kinder, für Erwachsene mit
2 cl Wermutsaft

mit Ananassaft, wahlweise auch Birnensaft, ein kleines Wasserglas auffüllen und verrühren. Möglichst gleich nach dem Aufstehen trinken.

(Kann gut kombiniert werden mit den Cocktails Nr. 39, 59)

9 Blutspender I

Zur Anregung der Blutbildung, besonders geeignet für blutarme junge Frauen und Mädchen bei einsetzender Menarche. Auch für blutarme Männer mit nervöser Erschöpfung.

2 cl Brennesselsaft
4 cl Betesaft (Rote-Rüben-Saft)

mit rotem Traubensaft ein kleines Wasserglas auffüllen und verrühren.

(Kann gut kombiniert werden mit den Cocktails Nr. 20, 21, 44, 55)

10 Hoppla-jetzt-komm-Ich I

Führt allmählich zur Erhöhung niedrigen Blutdrucks und bringt vor allem junge Leute in Schwung, denen der Morgen ein Greuel ist.

2 cl Thymiansaft
4 cl Holunder-Nektar

mit naturreinem Apfelsaft und Mineralwasser (je zur Hälfte) in einem großen Wasserglas auffüllen und kurz umrühren.

(Kann gut kombiniert werden mit den Cocktails Nr. 22, 34, 56)

11 Aufheller I

Für alle, die zu seelischen Tieflagen neigen. Unterstützt den nervlichen Aufbau und die leib-seelischen Funktionen.

2 cl Borretschsaft
2 cl Hafersaft

mit Tomatensaft oder (falls man den nicht mag) mit rotem Traubensaft ein kleines Wasserglas auffüllen und verrühren.

(Kann gut kombiniert werden mit den Cocktails Nr. 23, 35, 45, 57)

12 Wegweiser I

Für Menschen mit gestörter Verdauung im Sinne unregelmäßigen, verhärteten oder verstopften Stuhlgangs. Ziel dieses Kur-Cocktails muß es sein, von Abführmitteln freizukommen. Empfohlen wird, sich mit dem Beginn der Pflanzensaft-Kur aus starkwirkenden Abführmitteln durch Dosisverringerung binnen zwei Wochen allmählich »auszuschleichen«, zwei Wochen später auch den Manna-Feigen-Sirup schrittweise abzusetzen und schließlich nur Brunnenkressesaft und Löwenzahnsaft weitere zwei Wochen zum Cocktail zu verwenden. Bei leichteren Verstopfungen und Unregelmäßigkeiten kann man versuchen, von

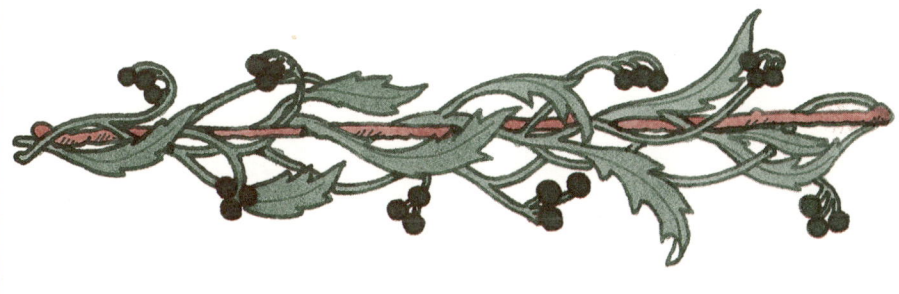

Anfang an ohne Feigen-Sirup auszukommen.

2 cl Brunnenkressesaft
2 cl Löwenzahnsaft
2 cl Manna-Feigen-Sirup (nur bei starker, chronischer Verstopfung!)
mit naturreinem Apfelsaft und Mineralwasser (je zur Hälfte) ein großes Wasserglas auffüllen und verrühren.

(Kann gut kombiniert werden mit den Cocktails Nr. 24, 36, 41, 65)

Der Feierabenddrink: Kraftspender für die Freizeit

Es hat sich erst in den letzten Jahren eingebürgert, nach Feierabend zu Hause einen »Drink« zu nehmen. Viele brauchen einen beruhigenden Schluck, um nach des Tages Hektik »erst mal auszuspannen«. Am häufigsten werden von Männern Bier, Martinis, Campari-Soda, Whisky-Soda, Gin-Tonic, jedenfalls fast ausschließlich alkoholische Getränke konsumiert. Frauen greifen öfter zur Tasse Kaffee oder Tee und trinken womöglich einen Weinbrand, neuerdings auch häufiger wieder einen Likör dazu.

Zweifelsfrei wird mit einem »Schluck« Alkohol Entspannung erreicht, und wir werden deshalb in diesem Abschnitt auch einige sanft alkoholhaltige Kur-Cocktails vorstellen. Allerdings nicht ohne diese Einschränkung: Bereits das zweite Glas eines alkoholhaltigen Getränks führt über die erwünschte Entspannung hinaus zu einer Müdigkeit, die den wichtigsten Teil des Tages, nämlich die Stunden der Muße, des Gesprächs mit dem Partner, der Beschäftigung mit den Kindern oder einem ausgleichenden Hobby gefährdet. Wer bereits nach Feierabend kräftig »zur Flasche« greift, erwischt den Körper in seinem schwächsten Augenblick und ermüdet so sehr, daß Freizeitaktivitäten und Familienleben darunter leiden.

Nun gibt es freilich eine Möglichkeit, mit noch mehr Alkohol über den »toten Punkt« hinwegzukommen. So tun es denn auch viele – und gelangen über die liebe Gewohnheit zur Abhängigkeit, und manche landen schließlich in der Sucht.

Wer wirklich nach Feierabend einen Kraftspender für die wertvolle Freizeit sucht und zugleich die Nerven beruhigen und stärken will, sollte alkoholfreie Kur-Cocktails bevorzugen. Auch davon sollte nur ein Glas getrunken werden. Denn die Inhaltsstoffe der naturreinen Pflanzensäfte sind medizinisch wirksam. Sinnlose Übermengen könnten in einigen Fällen Schaden anrichten.

Im Pflanzensaft-ABC (Seite 23–62) wurden für alle Heilpflanzensäfte auch die Dosierungen angegeben. Im allgemeinen wird dreimal tägliche Einnahme empfohlen. Folglich sollten auch für die Kur-Cocktails dreimal täglich die gleichen oder sich ergänzende Pflanzensäfte verwendet werden.

Das zum Auffüllen verwendete Getränk kann variieren. Welche Drinks zueinander gehören und gewissermaßen eine Wirkungsgruppe bilden, ist jeweils hinter der Beschreibung jedes Kur-Cocktails vermerkt.

Sie können natürlich auch dreimal täglich ein und denselben Kur-Cocktail trinken, aber das wäre vielleicht etwas langweilig. Außerdem wäre es sinnwidrig und riskant, einen auch nur leicht alkoholhaltigen Feierabend-Kur-Cocktail schon morgens zu trinken.

Sie brauchen nicht unbedingt morgens den ersten Kur-Cocktail zu nehmen. Es ist zum Beispiel auch möglich, gleich nach Feierabend, dann wieder nach dem Essen und zum drittenmal vor dem Schlafengehen Ihre drei empfohlenen Kur-Cocktails zu trinken.

Falsch und zwecklos wäre es jedoch, alle drei Cocktails »in einem Zug« zu schlucken. Die heilende Kraft der pflanzlichen Heilsäfte könnte sich dann nicht richtig entfalten, sie sollte möglichst gut über den Tag verteilt werden.

Und nun wünsche ich Ihnen einen schönen Feierabend.

13 Lebenswecker II

Stoffwechselaktivierend, leberkräftigend, nach längerer und stärkerer alkoholischer Belastung, bei Abgespanntheit und verzögerter Erholung (z. B. nach Hepatitis).

2 cl Artischockensaft
2 cl Brennesselsaft
1 Eßlöffel frischgepreßter Zitronensaft
mit 2 Teelöffeln Zucker und Orangensaft ein Whiskyglas auffüllen, 2 Stückchen Eis und nach Belieben eine Orangenscheibe und/oder eine Maraschinokirsche zugeben.

(Kann gut kombiniert werden mit den Cocktails Nr. 1, 28, 41)

14 Nervenstärker II

Für gehetzte Menschen, die nervös nach Hause kommen und sich nur schwer entspannen können. Beruhigend, aber zugleich nervenkräftigend.

2 cl Johanniskrautsaft
4 cl Hafersaft
1 Eßlöffel frischgepreßter Zitronensaft
mit 2 Teelöffeln Zucker und frischgepreßtem Orangensaft oder Hagebutten-Aprikosen-Nektar ein Whiskyglas
auffüllen, 2 Stückchen Eis und zwei
Maraschinokirschen zugeben. Auch
für nervöse Kinder.

(Kann gut kombiniert werden mit den
Cocktails Nr. 29, 41, 49, 61)

15 Magenfreund II

Für Leute mit nervösen Magen- und
Darmstörungen, denen Arbeit und
Hektik auf den Magen schlagen. Auch
für Frauen mit nervös bedingten periodischen Beschwerden oder Unregelmäßigkeiten.
2 cl Kamillensaft
4 cl Gänsefingerkrautsaft
mit gekühltem Ananassaft und einigen
Ananasstückchen auffüllen. Bei gleichzeitiger starker Abgespanntheit empfiehlt es sich, mit Hagebutten-Aprikosen-Nektar aufzufüllen und möglichst
einige Aprikosenstückchen (aus der
Konserve) zuzugeben. Wichtig: »Ma-
genfreunde« dürfen nie eiskalt getrunken werden.

(Kann gut kombiniert werden mit den
Cocktails Nr. 3, 30, 41, 50, 62)

16 Eisenherz II

Zur allgemeinen Herzkräftigung. Bei
nervösen Herzbeschwerden vor allem
dann, wenn sie nach Feierabend, überhaupt bei Ruhe oder nachts auftreten.
Bei leichtem Hochdruck und unterstützend bei behandlungspflichtigem
Hochdruck. Durchblutungsfördernd.
2 cl Melissensaft
2 cl Bohnensaft
2 Teelöffel Zitronensaft
3 Teelöffel Honig und einige eingeleg-
te Kirschen (Konserve), 3 Stückchen
Eis, mit Mineralwasser ein Whiskyglas
auffüllen und umrühren.

(Kann gut kombiniert werden mit den
Cocktails Nr. 4, 31, 42, 51, 63)

17 Frühlingserwachen II

Zur Frühjahrskur gegen Stoffwechselträgheit und frühjahrsbedingte Müdigkeit. Organaktivierend und blutreinigend.
2 cl Brennesselsaft
2 cl Löwenzahnsaft
auf 2–3 Stückchen Eis mit Apfelsaft und
Mineralwasser oder Sekt (je zur Hälfte) auffüllen und mit einer Orangenscheibe garnieren. Dazu ein großes
Cocktailglas verwenden.

(Kann gut kombiniert werden mit den
Cocktails Nr. 5, 52)

18 Jungbrunnen II

Gegen altersbedingte oder durch Trainingsmangel verursachte leichte Herz- und Kreislaufschwäche und ihre Folgebeschwerden: Abgespanntheit, rasche Erschöpfung, Antriebslosigkeit nach Feierabend.

2 cl Rosmarinsaft
2 cl Weißdornsaft

auf 2–3 Stückchen Eis mit Orangensaft und Sekt (je zur Hälfte) oder mit Orangensaft und Mineralwasser (je zur Hälfte) auffüllen und mit einer Orangenscheibe zum Abknabbern garnieren. Dazu ein großes Cocktailglas verwenden.

(Kann gut kombiniert werden mit den Cocktails Nr. 6, 32, 53)

19 Schöner Feierabend

Zur Besserung rheumatischer und gichtiger Beschwerden, unterstützend bei jedem Schweregrad, vor allem aber im Frühstadium, wenn sich beginnendes Rheuma durch Morgensteifigkeit und leichte Schwellungen an Händen und Füßen ankündigt. Begünstigt und fördert die Ausleitung und Entwässerung über die Nieren. Insgesamt wirkt dieser Cocktail blutreinigend und leistungsanregend.

2 cl Birkensaft
2 cl Brennesselsaft
1 Teelöffel Wacholder-Extrakt
2 Teelöffel frischgepreßter Zitronensaft

mit 2 Teelöffeln Honig, 2 Stückchen Eis und kaltem Schwarztee auffüllen. Im Cocktailglas gut verrühren.

(Kann gut kombiniert werden mit den Cocktails Nr. 7, 33, 43, 54, 64)

20 Blutspender II

Zur Anregung der Blutbildung, besonders geeignet für blutarme junge Frauen und Mädchen bei einsetzender Menarche (Beginn der monatlichen Blutungen).

2 cl Brennesselsaft

mit einem fertigen Gemüse-Cocktail ein Cocktailglas auffüllen und 2 Stückchen Eis zugeben. Nur Fertiggetränke verwenden, die Möhren-, Tomaten-, Paprika- und Betesaft enthalten. Ist ein solcher Saft nicht zu bekommen, können die Gemüsesäfte einzeln gekauft und glasweise gemixt werden. Möglicherweise ist die Wirkung günstiger, wenn man nicht gleich alle Säfte »auf Vorrat« zusammenkippt. Es wird angenommen, daß sich daraus chemische Veränderungen ergeben könnten.

(Kann gut kombiniert werden mit den Cocktails Nr. 9, 44, 55)

21 Blutspender III

Zur Anregung der Blutbildung, geeignet für blutarme, zu nervöser Erschöpfung neigende Männer.

2 cl Brennesselsaft
2 cl Schafgarbensaft
1 Teelöffel Zitronensirup
2 cl Whisky

mit 2 Stückchen Eis im Shaker verschütteln und in ein Whiskyglas geben. Ersatzweise alle Zutaten im Glas verrühren. Mit Orangenscheibe und Cocktailkirsche garnieren.

(Kann gut kombiniert werden mit den Cocktails Nr. 9, 44, 55)

22 Muntermacher

Führt allmählich zur Erhöhung niedrigen Blutdrucks und bringt Leute wieder in Schwung, die vor allem müde und abgeschlafft nach Hause kommen. Kein »Aufputschmittel«!

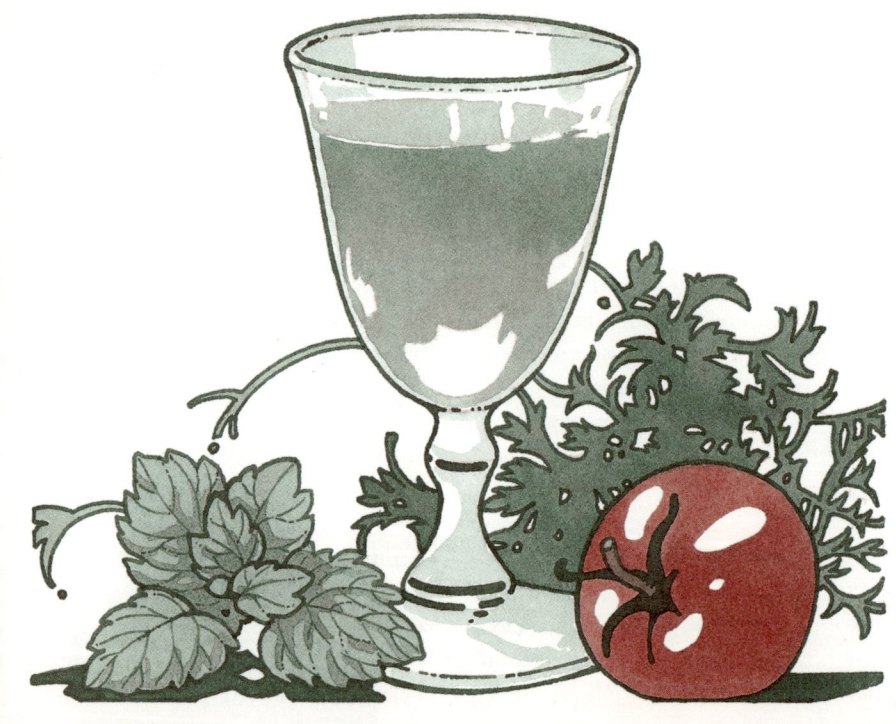

2 cl Thymiansaft
2 cl Rosmarinsaft
mit Hagebutten-Aprikosen-Nektar und Sekt (je zur Hälfte) auffüllen, 3 Stückchen Eis zugeben, im Shaker mixen und in ein Cocktailglas füllen. Ersatzweise gleich im Glas verrühren.

(Kann gut kombiniert werden mit den Cocktails Nr. 10, 34, 56)

23 Aufheller II
Für alle, die zu seelischen Tieflagen neigen. Unterstützt den Nervenaufbau und die leib-seelischen Funktionen.
2 cl Borretschsaft
2 cl Hafersaft
2 cl Weinbrand
mit einigen frischen Früchten, 2 Stückchen Eis, 2 Teelöffeln Honig und 1 Tasse Milch (ersatzweise ½ Tasse Dosenmilch, ½ Tasse Wasser) mit dem Pürierstab verquirlen und durch ein Haarsieb ins Cocktailglas geben.

(Kann gut kombiniert werden mit den Cocktails Nr. 11, 35, 45, 57)

24 Wegweiser II
Für Menschen mit gestörter Verdauung (vgl. hierzu die Beschreibung von Morgen-Kur-Cocktail Nr. 12).
2 cl Brunnenkressesaft
2 cl Gänsefingerkrautsaft

4 cl trockener oder süßer Wermutwein (z. B. Martini, Cinzano)
1 Teelöffel Zitronensaft
mit 2–3 Stückchen Eis in einem Whiskyglas verrühren. Den «trockenen» Kur-Cocktail kann man mit Olive, den süßen mit Cocktailkirsche und/oder Orangenscheibe garnieren. Im Wechsel zu diesem Cocktail kann zum Feierabend oder vor der Hauptmahlzeit auch mal einige Tage lang erfrischender Sauerkrautsaft »pur«, nur mit einem Stückchen Eis gekühlt, getrunken werden. Magenempfindliche sprechen außerordentlich gut darauf an.

(Kann gut kombiniert werden mit den Cocktails Nr. 12, 36, 41, 65)

25 Ruhestifter
Bei innerer Unruhe und Rastlosigkeit ohne erkennbaren Anlaß. Bei Herzklopfen nach geringer Anstrengung oder Erregung. Zur Unterstützung des Bedürfnisses, nach Feierabend eine halbe Stunde Liegeruhe zu halten und gegebenenfalls kurz zu schlafen.
2 cl Baldriansaft
2 cl Wolfstrappsaft (Lycopus)
2 cl Weinbrand
mit einigen Spritzern Zitrone, 2 Stückchen Eis im Whiskyglas verrühren und

so lange stehen lassen, bis sich das Eis fast aufgelöst hat.

(Kann gut kombiniert werden mit den Cocktails Nr. 2, 58)

26 Atemgold I

Bei nervös oder allergisch bedingten Atembeschwerden, unterstützend bei chronischer (nicht infektiöser) Bronchitis und bei leichtem Asthma, bedingt auch bei Raucherhusten.

2 cl Johanniskrautsaft
2 cl Huflattichsaft
4 cl Holunder-Nektar

mit 1 Teelöffel Honig, ein paar Spritzern Zitrone, 2 Stückchen Eis im Shaker verschütteln und in ein Whiskyglas geben. Evtl. 2 cl Gin zugeben.

(Kann gut kombiniert werden mit den Cocktails Nr. 46, 66)

27 Nierenstärker I

Zur Stärkung der Nieren und Harnwege nach Infektionen (nicht im akuten Stadium!). Zur Kräftigung der Prostatadrüse für Männer ab 50. Unterstützend gegen Neigung zu Nierengrieß und Steinen.

2 cl Birkensaft
2 cl Kürbissaft
1 Teelöffel frischgepreßter Zitronensaft
2 Teelöffel Honig

mit 2 Stückchen Eis und Birnensaft ein Cocktailglas auffüllen und verrühren. Wichtig: Naturreiner Birnensaft ist besser als der Saft aus Birnenkonserven.

(Kann gut kombiniert werden mit den Cocktails Nr. 38, 47, 65)

Der Aperitif: Vorfreude aufs Essen

Im deutschen Alltag leider wenig verbreitet ist der appetitfördernde, säftelockende, eine gute Aufnahme und Verdauung der Speisen vorbereitende Drink, etwa 30–15 Minuten vor dem Essen. Es bedarf keiner Appetitlosigkeit, um einen Aperitif, auch Door-Opener (Türöffner) oder Appetizer (Appetitmacher) genannt, zu nehmen. Denn ein richtig gewählter Cocktail vor dem Essen kann ebensogut Heißhunger auf ein vernünftiges Maß reduzieren oder nervöse Schlinger so weit beruhigen, daß sie die Mahlzeit mit Muße genießen und anschließend nicht von Gewissensbissen geplagt werden. Die folgenden Kur-Cocktails wollen sowohl die zweckmäßige, dreimal tägliche Einnahme von Pflanzensäften bei bestimmten Beschwerdezuständen ermöglichen und deshalb die Morgen-

und Feierabend-Cocktails ergänzen als auch zugleich Appetit und Verdauung in die richtigen Bahnen lenken. Dazu bedarf es nicht des Alkohols. Wer zum Beispiel schon einen alkoholhaltigen Feierabend-Cocktail getrunken hat, sollte nicht jetzt schon wieder »zur Flasche« greifen. Wenn dennoch einige sanft alkoholhaltige Kur-Cocktail-Rezepte angeboten werden, so sind sie hauptsächlich für diejenigen gedacht, die bis zu dieser Stunde ganz alkoholfrei gelebt haben und auch nach dem Essen nicht die Absicht haben, Alkohol zu trinken.

Die Aperitifs sind für die tägliche Hauptmahlzeit gedacht. Die wird bei Berufstätigen zwangsläufig abends eingenommen, egal, ob nun warm oder kalt. Natürlich sind die folgenden Kur-Cocktails ebenso für das Mittagsmahl geeignet, ob es nun zu Hause oder im Betrieb eingenommen wird.

28 Gourmet Bitter

Stoffwechselaktivierend, leberkräftigend, nach längerer und stärkerer alkoholischer Belastung, bei Abgespanntheit und verzögerter Erholung (z. B. nach Hepatitis). Gallenwirksam und verdauungsanregend, auch bei Magenbeschwerden nach dem Essen.

2 cl Artischockensaft
2 cl Wermutsaft
4 cl Sauerkrautsaft
auf 3 Stückchen Eis im Whiskyglas verschwenken, bis das Glas zu »schwitzen« beginnt. 1 Teelöffel Zucker auf eine Zitronenscheibe geben, das Zitronenfleisch mit dem Zucker aus der Schale herauskauen und den Aperitif »drüberkippen«.

(Kann gut kombiniert werden mit den Cocktails Nr. 1, 13, 41, 48)

29 Schwarze Johanna

Für gehetzte Menschen, die ihre Mahlzeiten überhastet verschlingen. Verdauungsfördernd.
2 cl Johanniskrautsaft
2 cl Petersiliensaft
mit 1–2 Stückchen Eis und schwarzem Johannisbeersaft ein Whiskyglas auffüllen und verrühren.

(Kann gut kombiniert werden mit den Cocktails Nr. 2, 14, 41, 49)

30 Magenfreund III

Für Leute mit nervösen Magen- und Darmstörungen durch hektische Arbeit und/oder seelische Belastung, die auch vor dem Essen wegen häufiger Beschwerden Angst haben. Gegen Blähneigung nach dem Essen.

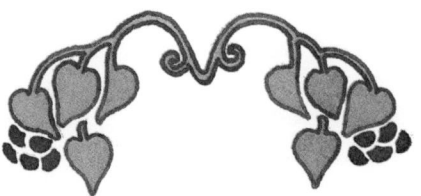

2 cl Wermutsaft, falls zu kräftig: Kamillensaft
4 cl Kartoffelsaft
2 Teelöffel Honig
2 cl Wertmutwein, trocken (kann auch weggelassen werden)
4 cl Birnensaft
im Whiskyglas mit 1 Eisstückchen verrühren. (Wenn die Zutaten im Kühlschrank gestanden haben, sollte auf Eis ganz verzichtet werden.)

(Kann gut kombiniert werden mit den Cocktails Nr. 3, 15, 41, 50)

31 Eisenherz III

Wenn Herznervosität die Ruhe und die Freude am Essen verdirbt. Als Aperitif für Menschen mit nervösen Herzbeschwerden. Zur allgemeinen Herzkräftigung und zur leichten Verdauung der bevorstehenden Mahlzeit.
2 cl Melissensaft
2 cl Kamillensaft
1 Teelöffel Zitronensaft
mit Tomatensaft und Möhrensaft (je zur Hälfte) oder mit Orangensaft ein Whiskyglas auffüllen, 2 Stückchen Eis zugeben.

(Kann gut kombiniert werden mit den Cocktails Nr. 4, 16, 42, 51)

32 Bittersweet

Zur Appetitanregung und zur Vorbereitung guter Verdauung bei altersbedingter oder durch Trainingsmangel verursachter leichter Herz- und Kreislaufschwäche und ihren Folgebeschwerden: Abgespanntheit und rasche Erschöpfung. Gegen Antriebs- und Lustlosigkeit, auch bei Appetitlosigkeit.
2 cl Weißdornsaft
2 cl Knoblauchsaft
1 Teelöffel Wacholder-Extrakt
2 cl süßer Wermutwein
2 Teelöffel Honig
mit 2 Stückchen Eis in ein Whiskyglas geben und so lange schwenken, bis das Eis fast aufgelöst ist. Mit Zitronen- oder Orangenschale abspritzen.

(Kann gut kombiniert werden mit den Cocktails Nr. 6, 18, 53)

33 Americano Bitter

Zur Appetitanregung für jene Menschen, die unter rheumatischen oder gichtigen Beschwerden leiden. Verdauungsfördernd, blutreinigend, entwässernd.

2 cl Meerrettichsaft
1 Teelöffel Wacholder-Extrakt
2 cl Campari
1 Teelöffel Honig
1 Spritzer Zitronensaft
im Whiskyglas mit Sauerkirschsaft auffüllen, 2 Stückchen Eis zugeben und gut verrühren.

(Kann gut kombiniert werden mit den Cocktails Nr. 7, 19, 43, 54)

34 Olympic

Zur Appetitanregung für all jene, die zu müde und abgespannt sind, um Lust am Essen zu haben. Betrifft vor allem Menschen mit niedrigem Blutdruck. Führt allmählich zur Normalisierung des Blutdrucks.

2 cl Thymiansaft
4 cl Holunder-Nektar
2 cl Wermutwein, trocken oder süß
(Martini, Cinzano)
mit einem Spritzer Zitrone, 2–3 Stückchen Eis im Whiskyglas verrühren.

(Kann gut kombiniert werden mit den Cocktails Nr. 10, 22, 56)

35 Aufheller III

Ein Magen- und Seelenöffner für jene unter uns, die zu seelischen Tieflagen neigen und bei schlechter Stimmung auch keinen rechten Appetit haben.

2 cl Borretschsaft
2 cl Fenchelsaft
mit Möhrensaft und Apfelsaft (je zur Hälfte) und einigen Spritzern Zitrone auf 3 Stückchen Eis in ein Cocktailglas geben, verrühren und eiskalt trinken.

(Kann gut kombiniert werden mit den Cocktails Nr. 11, 23, 45, 57)

36 Wegweiser III

Für Menschen mit gestörter Verdauung (vgl. hierzu die Beschreibung von Morgen-Kur-Cocktail Nr. 12).

2 cl Brunnenkressesaft
2 cl Schwarzrettichsaft
1 Teelöffel frischgepreßter Zitronensaft
mit 2 Stückchen Eis und Aprikosensaft ein Whiskyglas auffüllen und verrühren.

(Kann gut kombiniert werden mit den Cocktails Nr. 12, 24)

37 Appetizer

Zur Anregung des Appetits für Menschen, die sich mit innerer Unruhe an die Mahlzeit begeben und deshalb keine Freude am Essen haben.

2 cl Wolfstrappsaft (Lycopus)
2 cl Löwenzahnsaft
mit Pampelmusensaft oder, falls man den nicht mag, mit Orangensaft und 2 Stückchen Eis ein Whiskyglas auffüllen und verrühren. Wer nicht schon vorher einen alkoholhaltigen Cocktail getrunken hat, kann dem Rezept noch
2 cl Campari
zugeben, er verfeinert den Geschmack.

(Kann gut kombiniert werden mit den Cocktails Nr. 2, 14, 25)

38 Nierenstärker II

Zur Vorbereitung schwacher Nieren auf die bevorstehende Mahlzeit. Zur Förderung der Ausleitung der Tischgetränke. Zur Kräftigung der Prostatadrüse für Männer ab 50. Unterstützend gegen Neigung zu Nierengrieß und -steinen. Wichtig: Bei schwacher Nierentätigkeit darf, wenn kein ärztliches Gebot entgegensteht, durchaus normal bis reichlich Flüssigkeit getrunken werden. Es kommt lediglich darauf an, daß Flüssigkeiten auch zügig wieder ausgeschieden werden. Dies wird durch die »Nierenstärker«-Kur-Cocktails gefördert.

Der folgende Kur-Cocktail kann zur Stärkung von Nieren und Prostata zusätzlich auch als Morgendrink genommen werden.

2 cl Kürbissaft
2 cl Weißdornsaft
mit 2 Stückchen Eis und Ananassaft ein Whiskyglas auffüllen und verrühren. Ananasstückchen können zugegeben werden. Wichtig: Frische Ananas enthält wertvolle Enzyme, die die Wirkung des Kürbis- und Weißdornsaftes unterstützen. Schonend haltbar gemachter, naturreiner Ananassaft in Flaschen ist wahrscheinlich noch immer enzymreicher als der Saft aus üblichen Konservenfrüchten mit gesüßtem Saft.

(Kann gut kombiniert werden mit den Cocktails Nr. 27, 47, 65)

39 Door-Opener

Für alle jene Mitmenschen, die ohne erkennbaren Grund und ohne sonstige Mißempfindungen »einfach« keinen oder nur dürftigen Appetit haben und im Grunde etwas reichlicher und lustvoller essen möchten.

2 cl Fenchelsaft
2 cl Wermutsaft
2 cl süßer Wermutwein (Martini, Cinzano)
1 Teelöffel frischgepreßter Zitronensaft
2 Teelöffel Honig
4 cl Hagebutten-Aprikosen-Nektar

im Whiskyglas mit 2 Stückchen Eis verrühren oder (besser) im Shaker mixen und abgießen. Mit Orangenscheibe und Cocktailkirsche garnieren.

(Kann gut kombiniert werden mit den Cocktails Nr. 8, 59)

40 Maßhalter

Dieser Aperitif soll allen dienen, die immer bärenstarken Appetit haben, deshalb häufig an Übergewicht leiden und ihre Mahlzeiten gern etwas reduzieren möchten. Der Kur-Cocktail sollte in jedem Fall 30 Minuten vor dem Essen getrunken werden. 15 Minuten vor dem Hauptgericht sollte dann ein kalorienarmer Gemüsesalat oder Obstsalat (z. B. geriebener Apfel als Basis) folgen.

Für Vielesser kommt es darauf an, das Hungerzentrum mit Kur-Cocktail und Salat als Vorspeise »auszutricksen« und den Heißhunger etappenweise abzubauen.

2 cl Brennesselsaft
4 cl Kartoffelsaft
mit Tomatensaft, ein paar Spritzern Zitrone und 2 Stückchen Eis ein Cocktailglas auffüllen und verrühren. Schluckweise trinken.

(Kann gut kombiniert werden mit den Cocktails Nr. 5, 17, 60)

Der Digestif: Kur-Cocktail nach dem Essen

Während der Aperitif vor der Mahlzeit dazu beitragen will, die folgenden Speisen besser zu vertragen, indem er Leib und Seele auf die Genüsse vorbereitet, hat der Digestif die Aufgabe, eben diese Genüsse nicht zur Last werden zu lassen. Der ideale »Verteiler« sollte bewirken, daß die Speisen nicht zu lang im Magen verweilen und zügig im Dünndarm verdaut werden können.

Einige naturreine Pflanzensäfte können diese Funktionsabläufe unterstützen: Jedes Bittermittel aktiviert die Gallenblase zu verstärkter Abgabe von Verdauungssaft an den Dünndarm. Auch Magenbitterliköre können dies bewirken, aber schon das zweite oder dritte Schnapsglas voll kehrt die Wirkung ins Gegenteil: Der Alkoholgehalt »schläfert« dann bereits die Verdauung ein. Noch größere Alkoholmengen wirken dann stark erweiternd, der Darm öffnet sich weit, es kann zu durchfallartigen Entleerungen kommen, die gesundheitlich absolut unerwünscht sind.

Unter Berücksichtigung der vielseitigen Wirkungsweisen naturreiner

Pflanzensäfte können die folgenden Digestifs empfohlen werden:

41 Verteiler

Für gehetzte Menschen, denen das Essen »im Magen stehenbleibt«. Für Leute mit nervösen, manchmal krampfartigen Magenbeschwerden. Bei trägem Stoffwechsel, Aufstoß- und Blähungsneigung. Bei unregelmäßigem, verzögertem, festem Stuhl (kein Abführmittel!). Nach starken Mahlzeiten.

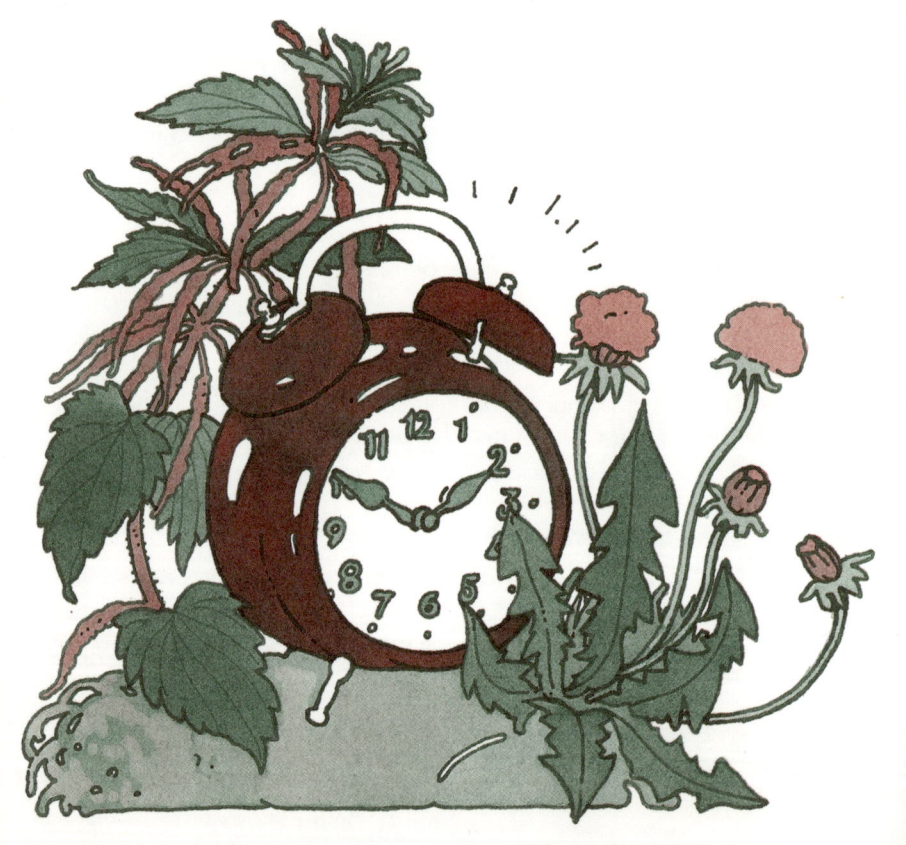

2 cl Artischockensaft
2 cl Wermutsaft
2 Teelöffel Zitronensirup
2 Teelöffel Honig
im Shaker gut mixen und als alkoholfreien, kurzen Magenbitter in ein größeres Schnapsglas gießen.

(Kann gut kombiniert werden mit den
Cocktails Nr. 1, 13, 28)

42 Leichtes Herz

Verdauungsdrink für Menschen, die
der allgemeinen Herzkräftigung bedürfen, bei nervösen Herzbeschwerden und leichtem Hochdruck. Unterstützend auch bei behandlungspflichtigem Hochdruck. Verdauungsfördernd und die Herzarbeit erleichternd.

2 cl Melissensaft
2 cl Schafgarbensaft
2 cl Himbeersirup
im Shaker gut mixen und als alkoholfreien »Kurzen« in ein größeres
Schnapsglas oder eine Likörschale
gießen.

(Kann gut kombiniert werden mit den
Cocktails Nr. 4, 16, 31, 51)

43 Sorgenfrei

Ein Verdauungsbitter für Menschen,
die unter rheumatischen oder gichtigen Beschwerden leiden. Da Rheuma
eine Stoffwechselkrankheit ist, die den
ganzen Organismus erfaßt, ist meist
auch die Verdauung beeinträchtigt.
Der folgende Drink sollte auch schon
bei rheumatischen Frühformen (Morgensteifigkeit, leichte Schwellungen
an Händen und Füßen) nach der täglichen Hauptmahlzeit genommen werden. Er ist ausleitend, blutreinigend
und verdauungsfördernd.

2 cl Birkensaft
2 cl Bohnensaft
1 Teelöffel Wacholder-Extrakt
2 cl Lime-Juice oder Zitronensirup
1 Teelöffel Honig
im Shaker gut mixen und als alkoholfreien »Kurzen« in ein größeres
Schnapsglas oder eine Likörschale
gießen.

(Kann gut kombiniert werden mit den
Cocktails Nr. 7, 19, 33, 54)

44 Vollblüter

Blutarme Menschen verdauen vielfach
nicht gut, weil zwangsläufig auch die
Durchblutung von Magen und Darm
verringert ist. Dem läßt sich – kurmäßig – nachhelfen mit dem folgenden
»Kurzen«.

2 cl Brennesselsaft
2 cl Wermutsaft

2 cl süßer Wermutwein
2 Teelöffel Honig
mit einigen Spritzern Zitrone im Shaker gut verschütteln und in ein Portweinglas geben. Wer alkoholfrei bleiben will oder muß, oder wer es süßer haben möchte, kann den Wermutwein auch durch 2 cl Kirschsirup austauschen.

(Kann gut kombiniert werden mit den Cocktails Nr. 9, 20, 21, 44, 55)

45 Magentrost

Für Menschen, denen wegen schlechter Stimmungslage das Essen nicht bekommt und die mit Übelkeit, Nervosität oder Bauchrumoren auf die Mahlzeit reagieren.
2 cl Borretschsaft
2 cl Fenchelsaft
2 cl Erdbeer- oder Himbeersirup
mit einigen Spritzern Zitrone im Shaker gut mixen und in ein größeres Schnapsglas oder eine Likörschale geben.

(Kann gut kombiniert werden mit den Cocktails Nr. 11, 23, 35, 57)

46 Atemgold II

Für Menschen mit nervösen oder allergischen Atembeschwerden, denen nach dem Essen »die Puste fehlt«. Zugleich verdauungsfördernd und atemwegskräftigend.
2 cl Huflattichsaft
2 cl Schafgarbensaft
2 cl Pfefferminzlikör (kann weggelassen werden)
1–2 Teelöffel Honig
mit 1–2 Tropfen Pfefferminzöl oder 2 Olbastropfen im Shaker mixen und in ein Portweinglas geben.

(Kann gut kombiniert werden mit den Cocktails Nr. 26)

47 Nierenstärker III

Zur Unterstützung schwacher Nieren und empfindlicher Harnwege bei ihrer Ausleitungsarbeit nach der Hauptmahlzeit. Zur Kräftigung der Prostatadrüse für Männer über 50. Unterstützend gegen Neigung zu Nierengrieß und -steinen.
2 cl Kürbissaft
2 cl Wermutsaft
2 cl süßer Wermutwein
2 Teelöffel Honig
mit einigen Spritzern Zitrone im Shaker mixen und in ein Portweinglas geben. Statt des Wermutweins kann man auch 2 cl Himbeer- oder Erdbeersirup nehmen.

(Kann gut kombiniert werden mit den Cocktails Nr. 27, 38, 65)

Long Drinks:
Gemütlichkeit am Abend
und Durstlöscher

Die Verführung ist groß, während des Abends alkoholhaltige Getränke zu genießen. Aber – gesagt werden muß es ja mal – bereits mehr als 20 Gramm Alkohol als regelmäßiger, täglicher Verbrauch können Frauen schaden. Die Schädlichkeitsgrenze für Männer liegt bei 60 Gramm täglichem Alkoholkonsum, viele Ärzte sagen, das sei bereits zu viel.

Die Aufstellung will wenigstens einen groben Überblick geben, wie viel Alkohol verschiedene Getränke enthalten und welch kleine Mengen Bier, Wein oder Schnaps bereits die »Schädlichkeitsgrenze« überschreiten.

Die Werte sind grob gerechnet und eher zu niedrig angesetzt, insbesondere weil zu Hause »großzügiger« eingeschenkt wird als in der Gaststätte, also z. B. 0,25 Liter Bier statt 0,2. 0,15 Liter Wein statt 0,1. Und vor allem 3–4 cl Schnaps statt nur 0,2, jenem winzig kleinen Schnaps oder Likör, der nur eben mit Müh und Not den vorgeschriebenen Restaurations-Eichstrich erreicht.

Es hat wenig Sinn, der Alkohol-Abstinenz das Wort zu reden. Dennoch möchte dieses Buch anregen, wenigstens alltags mit Alkohol sparsam umzugehen, den Wein mit möglichst viel Mineralwasser zur schmackhaften Schorle zu machen, Schnäpse und Liköre zu langen Getränken (Long Drinks) umzumodeln und nach Möglichkeit tageweise vom Alkohol völlig abzulassen.

Getränke	Alkohol %	1 Glas enthält	schädlich bei ca.		
Bier	3	0,2 l = 6 g	weibl.	=	4 Gläsern
			männl.	=	10 Gläsern
Weißwein herb	8	0,1 l = 8 g	weibl.	=	3 Gläsern
			männl.	=	8 Gläsern
Rotwein Süßwein	10 u. mehr	0,1 l = 10 g	weibl.	=	2 Gläsern
			männl.	=	6 Gläsern
Schnaps Likör	32 u. mehr	2 cl = 6,5 g	weibl.	=	3 Gläsern
			männl.	=	9 Gläsern

Die Gesundheitsdrinks in diesem Abschnitt gehen davon aus, daß die schädliche Tagesmenge Alkohol deutlich unterschritten bleibt und daß bei erkennbaren Befindensstörungen und erst recht bei Beschwerden Mäßigung geübt werden kann.

48 Long Henry

Stoffwechselaktivierend, leberkräftigend, nach längerer alkoholischer Belastung, bei Abgeschlagenheit und verzögerter Erholung (z. B. nach Hepatitis).

2 cl Artischockensaft
2 cl Brennesselsaft

mit naturtrübem Apfelsaft im langen Cocktailglas auf 3 Stückchen Eis verrühren. Nach Hepatitis muß der Drink alkoholfrei bleiben. In anderen Fällen kann 2 cl Calvados zugegeben werden.

(Kann gut kombiniert werden mit den Cocktails Nr. 1, 13, 28, 41)

49 Long John

Für gehetzte Leute, denen der »Nerv fehlt«, den Abend in Ruhe zu genießen. Beruhigend und zugleich nervenkräftigend.

2 cl Johanniskrautsaft
4 cl Weißwein eigener Wahl, süß oder trocken

mit weißem Traubensaft, einem Spritzer Zitrone und 3 Stückchen Eis in ein Cocktailglas auffüllen und verrühren. Aprikosen (Konserve) als Fruchtbeigabe.

(Kann gut kombiniert werden mit den Cocktails Nr. 2, 14, 29, 41)

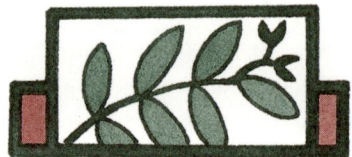

50 Long Friend

Für Leute mit nervösen, manchmal auch krampfartigen Magenbeschwerden oder Darmstörungen mit Blähungsneigung. Für Frauen mit periodischen Beschwerden oder Unregelmäßigkeiten.

4 cl Kartoffelsaft
2 cl Kamillensaft
4 cl Rotwein, süß oder trocken

mit rotem Traubensaft, einem Spritzer Zitrone und 3 Stückchen Eis in ein Cocktailglas auffüllen und verrühren. Erdbeeren oder Kirschen als Fruchtbeigabe.

(Kann gut kombiniert werden mit den Cocktails Nr. 3, 15, 30)

51 Long Fellow

Unterstützt die allgemeine Herzkräftigung. Bei nervösen Herzbeschwerden, leichtem Hochdruck und unterstützend bei behandlungspflichtigem Hochdruck. Durchblutungsfördernd.

2 cl Melissensaft
2 cl Mistelsaft
4 cl Wermutwein, trocken oder süß (Martini, Cinzano)

mit Ananassaft im langen Cocktailglas auf 3 Stückchen Eis verrühren. Ananasstückchen (idealerweise aus frischer Frucht) als Beigabe.

(Kann gut kombiniert werden mit den Cocktails Nr. 4, 16, 31, 42, 51)

52 Long Spring

Zur Frühjahrskur gegen Stoffwechselträgheit und frühjahrsbedingte Müdigkeit. Organaktivierend und blutreinigend.

2 cl Brennesselsaft
2 cl Löwenzahnsaft
4 cl Portwein oder roter Süßwein

mit rotem Traubensaft, einem Spritzer Zitrone und 3 Stückchen Eis in ein Cocktailglas auffüllen und verrühren. Erdbeeren oder Kirschen als Fruchtbeigabe.

(Kann gut kombiniert werden mit den Cocktails Nr. 5, 17)

53 Long Young

Gegen altersbedingte oder durch Trainingsmangel verursachte leichte Herz- und Kreislaufschwäche und ihre Folgebeschwerden: Abgeschlagenheit, rasche Erschöpfung.

2 cl Bärlauch oder Knoblauchsaft
2 cl Rosmarinsaft
4 cl Weißwein, trocken oder süß

mit (möglichst frischgepreßtem) Orangensaft und 3 Stückchen Eis in ein Cocktailglas auffüllen und verrühren. Orangenscheiben als Beigabe zum »Knabbern«.

(Kann gut kombiniert werden mit den Cocktails Nr. 6, 18, 32)

54 Long Charly

Zur Besserung rheumatischer und gichtiger Beschwerden, unterstützend bei jedem Schweregrad, vor allem aber im Frühstadium nützlich.

2 cl Knoblauchsaft
2 cl Meerrettichsaft
1 Teelöffel Wacholder-Extrakt
2 cl Gin
1 Teelöffel Zitronensaft
2 Teelöffel Honig

im Shaker mixen und in ein großes Cocktailglas gießen. Mit Bitterlemon-Limonade auf 3 Stückchen Eis auffüllen und umrühren. Mit Orangenscheiben als Fruchtbeigabe zum »Knabbern« servieren.

(Kann gut kombiniert werden mit den Cocktails Nr. 7, 19, 33, 43)

55 Long Mary

Zur Anregung der Blutbildung, besonders geeignet für junge Frauen und Mädchen bei einsetzender Menarche (Beginn der monatlichen Blutungen).

2 cl Brennesselsaft
4 cl Holunder-Nektar
2 cl roter Wermutwein

mit schwarzem Johannisbeersaft und 3 Stückchen Eis in ein großes Cocktailglas füllen und verrühren. Cocktailkirschen als Fruchtbeigabe.

(Kann gut kombiniert werden mit den Cocktails Nr. 9, 20, 21, 44)

56 Long Happy

Unterstützt die allmähliche Erhöhung niedrigen Blutdrucks und macht Menschen munterer, die ständig müde sind.

2 cl Thymiansaft
2 cl Hafersaft

Die beiden Pflanzensäfte in ein großes Cocktailglas geben. Im hohen Plastikgefäß werden nun einige möglichst frische Früchte (Erdbeeren, Kirschen, Himbeeren – was es gerade gibt) mit dem Pürierstab zerkleinert, mit etwas Honig und Frischmilch sowie 2 Stückchen Eis schaumig geschlagen. In das Cocktailglas geben und verrühren. Auch für Kinder geeignet.

(Kann gut kombiniert werden mit den Cocktails Nr. 10, 22, 34)

57 Long Lucky

Für alle, die zu seelischen Tieflagen neigen. Unterstützt den nervlichen Aufbau und die leib-seelischen Funktionen.

2 cl Borretschsaft
2 cl Campari-Bitter

mit 3 Stückchen Eis und Mineralwasser in ein großes Cocktailglas gießen, mit etwas Zitrone abspritzen und verrühren. Dazu Orangenscheiben und Cocktailkirschen. Variante: halb Mineralwasser, halb Orangensaft.

(Kann gut kombiniert werden mit den Cocktails Nr. 11, 23, 35, 45)

58 Long Silence

Bei innerer Unruhe und Rastlosigkeit ohne erkennbaren Anlaß. Bei Herzklopfen nach geringer Anstrengung oder Erregung.

2 cl Melissensaft
2 cl Wolfstrappsaft
2 cl Gin

mit Johannisbeersaft und 3 Stückchen Eis ein großes Cocktailglas auffüllen und verrühren. Orangenscheiben als Fruchtbeigabe.

(Kann gut kombiniert werden mit den Cocktails Nr. 2, 25)

59 Long Fun

Für diejenigen unter uns, die untergewichtig sind, wenig Appetit haben und gern etwas »zulegen« möchten – auch das gibts!

2 cl Fenchelsaft
4 cl Hagebutten-Aprikosen-Nektar
2 cl Wermutwein, süß oder trocken

Mit Aprikosensaft und 3 Stückchen Eis in ein großes Cocktailglas füllen und gut verrühren. Dazu alles knabbern, worauf man Appetit hat.

(Kann gut kombiniert werden mit den Cocktails Nr. 8, 39)

60 Long Bonny

Dieser Long Drink soll allen dienen, die immer bärenstarken Appetit haben, deshalb häufig an Übergewicht leiden und sich gern das Naschen am Abend schenken würden.

2 cl Brennesselsaft
4 cl trockener Weißwein
1 Teelöffel Zitronensaft

mit ein paar Spritzern flüssigem Süß-stoff, 3 Stückchen Eis und Mineralwasser in ein großes Cocktailglas füllen und verrühren. Und wenn man dann doch noch etwas naschen »muß«: Wasser- oder Honigmelone, mit etwas Zitrone beträufelt.

(Kann gut kombiniert werden mit den Cocktails Nr. 5, 17, 40)

Gute-Nacht-Drinks: besser schlafen

Der »letzte Schluck zur guten Ruh`« ist für viele eine sehr willkommene Floskel, sich schnell noch mal ein Gläschen zu »genehmigen«. Wäre es das erste und einzige alkoholhaltige Getränk des ganzen Tages, dann würde es durchaus entspannend wirken und einen gesunden, erholsamen Schlaf einleiten.

Aber leider ist es ja meist nicht der erste, sondern eben der letzte Schluck Alkohol – und dann grundsätzlich bereits zu viel des Guten. Der folgende Schlaf ist dann in der ersten Phase eher betäubend und keineswegs normal. Die Traumphasen, wichtig für die nächtliche »Entladung« der Nerven und der Psyche (Seele), sind gestört. In der zweiten Schlafhälfte folgt der anfänglichen Erweiterung der Gefäße reaktiv eine Verengung der Blutbahnen. Die Durchblutung verschlechtert sich, der Schlaf wird eher unruhig. Die erforderliche Erholung ist gehemmt. Wer sich während der Freizeit nach Feierabend entspannt, eventuell bereits mit dem einen oder andern Kur-Cocktail der vorangegangenen Abschnitte etwas nachgeholfen hat und nicht bis zur letzten Minute aufregende Gespräche führt oder spannenden Fernsehsendungen zuschaut, wird den Gute-Nacht-Drink nicht unbedingt brauchen. Bei ernsthaften Störungen ist er sinnvoll – und zwar mit dem Ziel, diese Störungen zu überwinden und die Drinks dann auch wieder abzusetzen. Die folgenden Kur-Cocktails sollten etwa eine halbe Stunde vor der Bettruhe getrunken werden.

61 Nervenruh

Für gehetzte Menschen, die noch im Bett nervös und aufgekratzt sind und unter ernsthaften Einschlaf- und Durchschlafstörungen leiden.
2 cl Baldriansaft
2 cl Johanniskrautsaft
2 Teelöffel Honig
mit einigen Spritzern Zitrone gut verrühren und in eine Likörschale geben.

Stärker gesüßt auch für Kinder geeignet.

(Kann gut kombiniert werden mit den Cocktails Nr. 2, 14, 29, 41, 49)

62 Magenruh

Für Leute mit nervösen Magen- und Darmbeschwerden während der Nacht oder am Morgen. Für Frauen mit periodischen Nachtbeschwerden.
2 cl Kamillensaft
2 cl Löwenzahnsaft
2 cl Himbeersirup
gut verrühren und in eine Likörschale geben.

(Kann gut kombiniert werden mit den Cocktails Nr. 3, 15, 30, 50)

63 Herz-gib-Ruh

Zur allgemeinen Herzkräftigung, aber nur dann, wenn nachts Herzbeschwerden den Schlaf stören: Unruhe, schneller oder unregelmäßiger Puls, Beklemmungsgefühle.
2 cl Baldriansaft
2 cl Melissensaft
2 Teelöffel Zitronensaft
2 Teelöffel Honig
gut verrühren und in eine Likörschale geben.

(Kann gut kombiniert werden mit den Cocktails Nr. 4, 16, 31, 42, 51)

64 Sanfte Ruh

Wenn rheumatische oder gichtige Beschwerden den Nachtschlaf stören; bei Morgensteifigkeit mit leichten Schwellungen an Händen und Füßen.

2 cl Birkensaft
2 cl Meerrettichsaft
1 Teelöffel Wacholder-Extrakt
2 cl Orangensaft
2 Teelöffel Honig

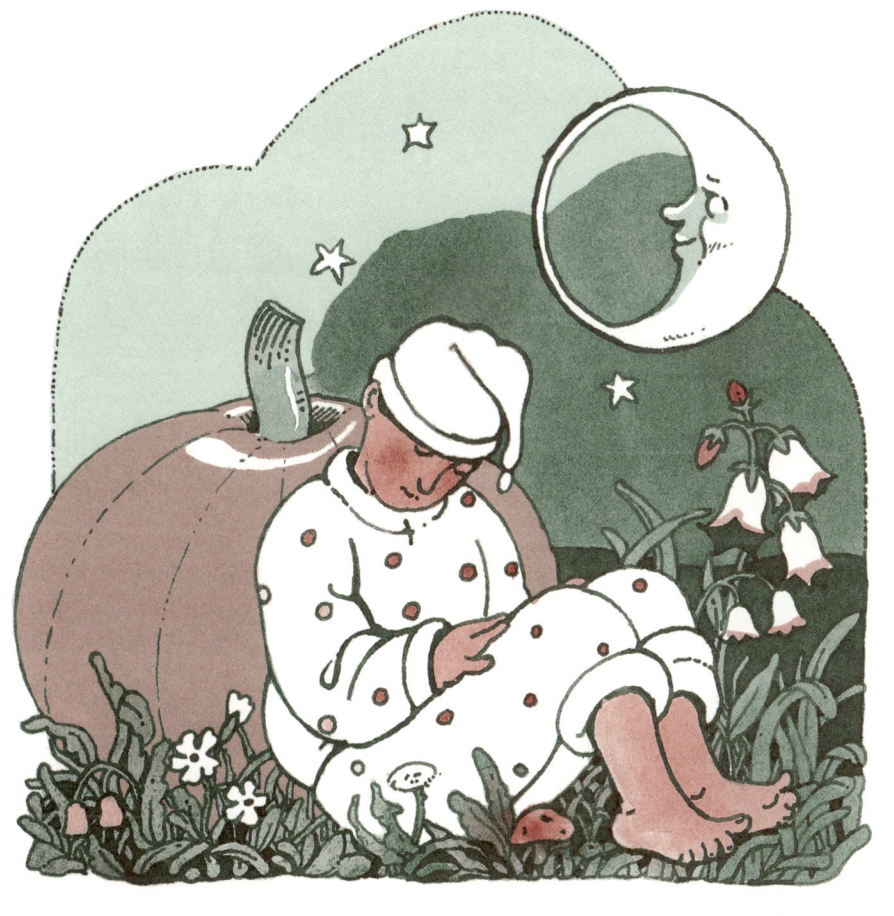

gut verrühren und in eine Likörschale geben.

(Kann gut kombiniert werden mit den Cocktails Nr. 7, 19, 33, 43, 54)

65 Ruhckissen
Für alle, die entweder an Verstopfung oder an Ableitungsstörungen der Harnorgane leiden. Auch für Männer über 50 zur Kräftigung der Prostatadrüse.
2 cl Kürbissaft
2 cl Meerrettichsaft
2 Teelöffel Zitronensaft
2 Teelöffel Honig
verrühren, in eine Likörschale geben.

(Kann gut kombiniert werden mit den Cocktails Nr. 12, 24, 36, 38, 41, 47)

66 Atemruh
Wenn nervöse oder allergisch bedingte Atembeschwerden den Nachtschlaf stören – z. B. bei chronischer Bronchitis, unterstützend auch bei Asthma. Bei leichter Atemnot während der Nacht.
2 cl Huflattichsaft
2 cl Schafgarbensaft
2 cl Holunder-Nektar
2 Teelöffel Honig
mit einigen Spritzern Zitrone gut verrühren und in ein Likörglas geben.

(Kann gut kombiniert werden mit den Cocktails Nr. 26, 46)

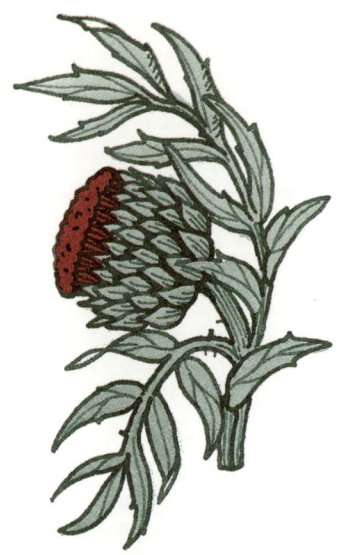

Kur-Cocktails für einige Sonderfälle

Mit den folgenden Kur-Cocktails wird das bisherige Prinzip durchbrochen, demzufolge morgens, zum Feierabend, vor der Hauptmahlzeit und danach und/oder zur Guten Nacht immer anders schmeckende, abwechslungsreiche Getränke mit einander ergänzenden Pflanzensäften angeboten werden. Denn es gibt einige Beschwerdebereiche, bei denen die Abwechslung hinter der Einnahme immer der gleichen Heilsäfte zurückstehen sollte.

Das ist zum Beispiel bei akuten Erkältungsinfektionen der Fall. Das gilt aber auch für stärkere arteriosklerotische Durchblutungsstörungen oder für die Pflanzensaftkur bei Diabetes. Ebenso können Blähbauchbeschwerden, klimakterische Beschwerden oder Appetitlosigkeit bei Kindern nur durch regelmäßige Einnahme immer der gleichen Kur-Cocktails über einen gewissen Zeitraum wirksam überwunden werden. Schließlich ist die »Hautpflege von innen« solch ein Feld, auf dem insbesondere Frauen mit problematischer, empfindlicher Haut gute Erfolge erzielen können, wenn sie sich recht genau an die entsprechenden vorgeschlagenen Rezepturen und die Dosierungen halten.

Auch diese Kur-Cocktails sind wohlschmeckend. Es gibt also gar keinen Grund, sie als »lästige Medizin« zu betrachten.

Kur-Cocktails bei Erkältungskrankheiten

Bei allen Erkältungsinfektionen soll viel getrunken werden. Vier bis fünf »lange« Kur-Cocktails täglich für die Dauer der Beschwerden und ein paar Tage darüber hinaus, sind nicht zu viel. Die Gesamttrinkmenge sollte bei einer akuten Infektion zwei Liter erreichen und darf, z. B. bei Fieber, auch höher liegen.

Alkoholische Getränke in größerer Menge schwächen die körpereigene Abwehr und verzögern die Heilung. Grundsätzlich sollte auch nicht »eiskalt« getrunken werden, kühlschrankfrische Getränke schaden jedoch nicht. Es wird empfohlen, die Drinks jedesmal frisch zu mixen und nicht gleich einen ganzen Tagesvorrat zusammenzuschütten. Denn es ist möglich, daß sich bei längerer Aufbewahrung zusammengeschütteter Heilpflanzensäfte chemische Reaktionen ergeben, die die Wirkungsweise verändern. Das ist jedoch nicht zu befürchten, wenn der frischgemixte Cocktail alsbald schluckweise getrunken wird.

67 Hustenheil

2 cl Huflattichsaft, schleimlösend
2 cl Spitzwegerichsaft, entzündungswidrig
2 cl Thymiansaft, krampflösend, desinfizierend
2 Teelöffel frischgepreßter Zitronensaft
2 bis 3 Teelöffel Honig
mit Betesaft (Rote-Rüben-Saft) und

Hagebutten-Aprikosen-Nektar (je zur Hälfte) in ein großes Cocktailglas gießen, gut umrühren und in kleinen Schlucken trinken. Angezeigt bei quälendem, krampfhaftem Husten, wenn die Entzündung der Atemwege im Vordergrund steht. Unterstützend auch bei Keuchhusten, leichteren asthmatischen Beschwerden und Raucherhusten. Zur verstärkten Schleimlösung kann man nach wenigen Tagen auf Kur-Cocktail Nr. 68 übergehen.

68 Bronchial-Kur-Cocktail

2 cl Huflattichsaft, schleimlösend
2 cl Zwiebelsaft, schleimlösend
2 cl Zinnkrautsaft, Schleimhaut und Gewebe kräftigend
1 Teelöffel frischgepreßter Zitronensaft
1 Teelöffel Honig
mit Betesaft, Möhrensaft, Tomatensaft (zu je einem Drittel) ein großes Cocktailglas aufgießen, gut verrühren und schluckweise trinken. Angezeigt bei trockener Bronchitis (Bronchialkatarrh), wenn die Schleimlösung im Vordergrund steht.

69 Fenchel-Honig-Milch

Ein Husten-Cocktail für Kinder:
2 cl Fenchelsaft, auswurffördernd
2 cl Huflattichsaft, schleimlösend

1 Eßlöffel Honig
4 cl Hagebutten-Aprikosen-Nektar, Widerstandskraft erhöhend
mit etwa 1 Tasse Milch im Mixer schaumig schlagen und in ein großes Wasserglas geben. Um dem persönlichen Geschmack des Kindes Rechnung zu tragen, können Früchte mit in den Mixer gegeben werden. Frucht-Milch-Mixgetränke sind bei Kindern sehr beliebt.

70 Grippe-Kur-Cocktail forte

2 cl Salbeisaft, schweißmindernd, desinfizierend
2 cl Thymiansaft, krampflösend, desinfizierend
4 cl Betesaft (Rote-Rüben-Saft), Widerstandskraft erhöhend
2 Teelöffel frischgepreßter Zitronensaft
2 Teelöffel Honig
mit Hagebutten-Aprikosen-Nektar in ein Cocktailglas gießen, gut verrühren und in kleinen Schlucken trinken. Angezeigt bei grippeartigen Erkältungen mit Schnupfen, Husten und Fieber.

71 Grippe-Kur-Cocktail soft

2 cl Kamillensaft, schmerzlindernd, entzündungswidrig
2 cl Fenchelsaft, auswurffördernd, beruhigend

4 cl Holundersaft, schweißtreibend
1 Eßlöffel Honig
mit Orangensaft und Hagebutten-Aprikosen-Nektar (je zur Hälfte) in ein großes Wasserglas füllen, gut verrühren
und in kleinen Schlucken trinken. Vor
allem für Kinder geeignet, die an einer
grippeartigen Erkältung mit Schnupfen, Husten und leicht erhöhter Temperatur leiden. Bei höherem Fieber,
wenn das Kind bereits schwitzt, sollte
der Holundersaft weggelassen werden
– statt dessen wären 2 cl Salbeisaft

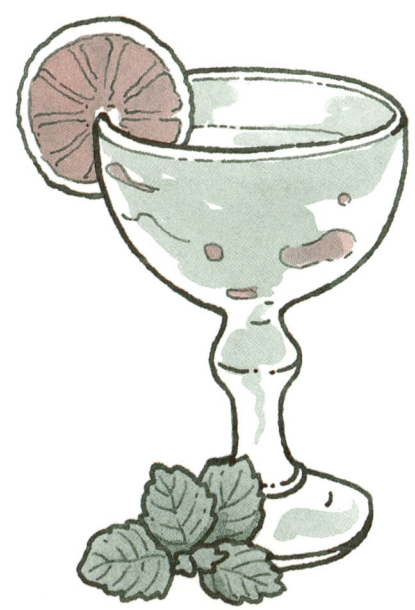

nützlich. Allerdings wird der bittere
Salbeisaft nicht von allen Kindern angenommen.

72 Halsweh-Kur-Cocktail
2 cl Kamillensaft, schmerzlösend, ent-
zündungswidrig
2 cl Salbeisaft, desinfizierend
2 Teelöffel frischgepreßter Zitronensaft
miteinander verrühren, in ein größeres Schnapsglas geben, in winzigen
Schlückchen »nippen« und möglichst
lange im Mund behalten. Nicht mit
Honig oder Zucker süßen! Die Bakterien ernähren sich prächtig von Zuk-
kerstoffen. Wer den Kur-Cocktail süß
trinken »muß«, sollte Süßstoff verwenden. Der Drink ist angezeigt bei allen
Halsentzündungen, Kratzen oder Krib-
beln im Hals, Schluckbeschwerden,
Angina, Heiserkeit.

Kur-Cocktails
bei Stoffwechselstörungen

»Stoffwechselstörungen« sind ein me-
dizinisches Feld, das noch viel zu wenig erforscht ist. Magen, Darm, Nieren,
Leber und Gallenblase, Bauchspeicheldrüse, Lunge, Blut haben sowohl
eigene als auch auf verschiedenen We-

gen miteinander verbundene Stoffwechselvorgänge. Außerdem gibt es einen Mikrostoffwechsel in jeder einzelnen Zelle unseres Körpers. Wahrscheinlich sind Stoffwechselstörungen die Ursache der meisten Krankheiten überhaupt.

Etliche häufige Stoffwechselstörungen (z. B. Magen- und Darmstörungen, Rheuma, Gicht, Blutarmut, Frühjahrsmüdigkeit) wurden bereits in vorhergehenden Rezepturen berücksichtigt. Ernste arteriosklerotische Beschwerden und Diabetes (Zuckerkrankheit) bedürfen noch strikterer Rezepturen und Einnahmevorschriften.

73 Arteriosklerose-Kur-Cocktails

Typisch für die Arteriosklerose in fortgeschrittenem Lebensalter sind vielerlei Mißbefindlichkeiten – etwa unter dem Motto: »Ein Unglück kommt selten allein«: Vergeßlichkeit, Konzentrations- und Leistungsmangel, beginnende Herzleistungsschwäche, allgemeine Schlappheit, Unlust zum Laufen, »Zipperlein« in Gliedern und Muskeln, Traurigkeit. Wenn es sehr schlimm wird, muß der Arzt aufgesucht werden. In jedem Fall können Kur-Cocktails das Befinden bessern. Sie müssen dann aber im Sechs- bis

Dreimonatsabstand jeweils vier Wochen lang, womöglich auch lebenslang täglich zwei- bis dreimal getrunken werden. Man nehme:

2 cl Artischockensaft, begünstigt den Cholesterinstoffwechsel

2 cl Zwiebelsaft, erhöht die Fließfähigkeit des Blutes

2 cl Mistelsaft, antisklerotisch

mit Möhrensaft und Tomatensaft (je zur Hälfte) sowie 2 Stückchen Eis in ein Cocktailglas füllen, gut verrühren und in kleinen Schlucken trinken.

Alle zwei Wochen sollte dann während jeder Kur der Cocktail gewechselt werden:

2 cl Bärlauchsaft, durchblutungsfördernd,

2 cl Knoblauchsaft, antisklerotisch

2 cl Weißdornsaft, herzkräftigend

mit Hagebutten-Aprikosen-Nektar und Pampelmusensaft (je zur Hälfte) sowie 2 Stückchen Eis in ein Cocktailglas füllen, gut verrühren und in kleinen Schlucken trinken.

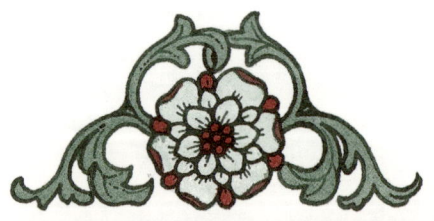

74 Diabetiker-Kur-Cocktails

Vorab: Der Diabetes (Blutzucker-krankheit) kann nicht mit Pflanzensäften »geheilt« werden. Die Stoffwechsel-Erkrankung der Bauchspeicheldrüse hat aber verschiedene Spielarten und Stadien:

a) den überwiegend schon im Jugendalter auftretenden Insulinmangel-Diabetes. Er ist meist schwerwiegend, die Betroffenen müssen Insulin oft sogar spritzen. Diabetiker-Kur-Cocktails können nicht helfen.

b) den überwiegend im fortgeschrittenen Lebensalter auftretenden Gegenregulations-Diabetes. Er ist nochmals zu unterteilen:

● in leichten Prä-Diabetes (Vorstadium) mit leicht erhöhten Blutzuckerwerten ohne Harnzuckerausscheidung. Leicht kohlehydratreduzierte Kost und Diabetiker-Kur-Cocktails können die Zuckerwerte normalisieren.

● in behandlungspflichtigen Diabetes mit gelegentlicher Ausscheidung von Harnzucker. Der Arzt muß über Diät und eventuell erforderliche Medikamente (Tabletten) entscheiden. Diabetiker-Kur-Cocktails können die Maßnahmen unter Umständen unterstützen. Es ist jedoch unbedingt ratsam, die Einnahme vorher mit dem Arzt abzusprechen.

● in schweren Alters-Diabetes, der ständig medikamentenpflichtig ist. Diabetiker-Kur-Cocktails können womöglich die Dosis chemischer Medikamente senken helfen, die Maßnahmen müssen aber unbedingt mit dem Arzt besprochen werden, weil Kontrolle dringend geboten ist.

Versuchsweise kann zunächst eine Sechswochenkur gemacht werden, während der jeweils zwei Wochen lang einer der drei folgenden Cocktails täglich dreimal getrunken wird. Bei erkennbarem Erfolg ist es möglich, die Cocktails intervallmäßig oder ständig weiterzutrinken.

2 cl Bohnensaft, wasserableitend, kreislaufentlastend

4 cl Sauerkrautsaft, volksheilkundliches Diabetesmittel

2 cl Selleriesaft, Stoffwechselschlacken ausscheidend

Nach zwei Wochen abgelöst von folgender Mischung:

2 cl Wermutsaft, verdauungsanregend

4 cl Sauerkrautsaft, volksheilkundliches Diabetesmittel

2 cl Zwiebelsaft, blutreinigend

Nach weiteren zwei Wochen abgelöst von folgender Mischung:

2 cl Brennesselsaft, stoffwechselaktiv
4 cl Sauerkrautsaft, volksheilkundliches Diabetesmittel
2 Teelöffel Wacholder-Extrakt, stoffwechselaktiv

Jede der drei Mischungen wird mit einem Diabetiker-Fruchtsaft oder (bei Prä-Diabetes einmal täglich von drei empfohlenen Einnahmen) mit einem Diabetiker-Weißwein, einigen Spritzern Zitrone, etwas Süßstoff und 2 Stückchen Eis gut verrührt und in kleinen Schlucken getrunken.

75 Frauen-Kur-Cocktail

Diese Rezeptur wirkt hilfreich bei Frauenbeschwerden während der Periode, muß aber über mehrere Perioden hinweg jeweils eine Woche lang getrunken werden. Sie erleichtert auch typische Wechseljahrsbeschwerden (Bauchzwicken, Hitzewallungen, Nervosität, Stimmungstieflagen), wenn die Kur-Cocktails mehrere Wochen lang täglich dreimal genommen werden:

2 cl Johanniskrautsaft, stimmungsbessernd, krampflösend
2 cl Gänsefingerkrautsaft, krampflösend, beruhigend
2 cl Schafgarbensaft, entspannend, herzwirksam

mit rotem Traubensaft und 3 Stück-

chen Eis in ein Cocktailglas füllen und gut verrühren.

76 Blähbauch-Kur-Cocktail

Im weiteren Sinn dürfen auch Blähbauchbeschwerden (gastrokardialer Symptomenkomplex) mit Völlegefühl, Aufstoßen, trommelartigen Bauchspannungen und Druckbeschwerden auf das Herz als Stoffwechselstörung verstanden werden. In diesem Fall hilft die folgende Rezeptur:

4 cl Kartoffelsaft, Magensäure regulierend
2 cl Schafgarbensaft, entspannend, herzwirksam
2 cl Schwarzrettichsaft, Stoffwechsel anregend

mit Apfelsaft und 2 Stückchen Eis in ein Cocktailglas füllen, gut verrühren und in kleinen Schlucken trinken. Dreimal täglich, drei bis vier Wochen lang.

77 Hautschutz-Kur-Cocktail I

Angezeigt bei nicht infektiösen Hautempfindlichkeiten und Ausschlägen. Wichtig: Die Haut ist das flächenmäßig größte und eines der wichtigsten Stoffwechselorgane, unter anderem unsere »zweite Lunge«! Da sie von innen ernährt wird, ist Hautpflege von innen

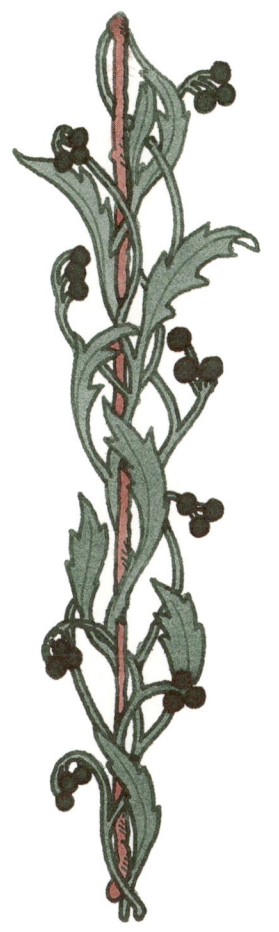

2 cl Brennesselsaft, stoffwechselaktiv
2 cl Löwenzahnsaft, Schlacken auslei-
tend
2 cl Selleriesaft, Nieren anregend, aus-
scheidend
1 Teelöffel Zitronensaft
2 Teelöffel Honig
mit möglichst naturreinem Ananassaft (enthält wertvolle Enzyme) und Möhrensaft (je zur Hälfte) in ein Cocktailglas füllen, gut verrühren und kühl servieren.

78 Hautschutz-Kur-Cocktail II

Angezeigt zur Hautpflege bei »unreiner« Mischhaut mit Neigung zu Mitessern, Pickelchen und fettigen Teilflächen.
2 cl Artischockensaft, cholesterinsen-
kend, leberaktiv
2 cl Brennesselsaft, stoffwechselaktiv
2 cl Brunnenkressesaft, anregend,
blutbildend
2 Teelöffel Honig
mit fertigem Bananensaft oder mit Banane und Milch im Mixer schaumig rühren und auf 2 Stückchen Eis in ein Cocktailglas füllen.

sehr wirksam. Im Halbjahres- oder Jahresabstand sind Hautschutzkuren empfehlenswert, jeweils vier Wochen lang dreimal täglich.

79 Kinderappetit-Kur-Cocktail

Jedes Kind macht während seiner Entwicklung irgendwann Zeiten von Appetitlosigkeit durch. Der Bundesernährungsbericht stellt fest, daß 25 Prozent aller Kinder und Jugendlichen bis zu 18 Jahren irgendwann untergewichtig sind. Langzeit-Folgeschäden sind deshalb nicht zu befürchten, allerdings hält es der Ernährungsbericht für »wahrscheinlich, daß während der Mangelperiode Störungen der körperlichen Leistungsfähigkeit, des psychischen Wohlbefindens und der Infektionsabwehr« auftreten. Appetitverbesserung ist also erwünscht. Sie ist erreichbar mit einer Zwei- bis Vierwochenkur bei zwei- bis dreimal täglicher Einnahme des folgenden Kur-Cocktails:

2 cl Fenchelsaft, appetitanregend
2 cl Hafersaft, nervenstärkend
2 cl Möhrensaft, magenkräftigend
1 Eßlöffel Nußmus oder Nuß-Nougat-Creme
1 Eßlöffel Honig

mit Milch oder wahlweise mit Milch und Hagebutten-Aprikosen-Nektar (je zur Hälfte) im Mixer schaumig schlagen und in ein Cocktailglas auf 2 Stückchen Eis geben. – Dieser leckere Kinderdrink wird auch bei Appetitlosigkeit gern getrunken!

Die häufigsten Beschwerden und ihre Behandlung mit Pflanzensäften

Hier können Sie nachschlagen, wenn Sie Beschwerden haben. Sie erfahren auch, was hinter diesen Beschwerden stecken könnte, ob sie »harmlos« sind – oder ob es Zeit ist, einen Arzt aufzusuchen. Welche Pflanzensäfte geeignet sind, die Beschwerden zu heilen oder zu bessern – und wie lange Sie eine Pflanzensaft-Kur ungefähr ansetzen sollten. Und was Sie sonst noch tun können, um die Kur zu unterstützen.

Wir nennen zu jedem Beschwerdebild die jeweils wirksamsten Pflanzensäfte. Schlagen Sie bitte im Pflanzensaft-ABC (Seite 23–62) nach und vergewissern Sie sich, welche Beschreibung der angegebenen Pflanzensäfte am besten in das »Leitbild« Ihrer Befindensstörungen paßt. Zu jeder Pflanzensaft-Beschreibung finden Sie dann auch Vorschläge zu geeigneten Kur-Cocktails. Treffen Sie die Auswahl der Kur-Cocktails so sorgfältig wie möglich. Denn die sorgfältigste Einnahme kann nur optimal helfen, wenn die jeweils richtigen Heilpflanzensäfte eingesetzt werden.

Akne. Die deprimierende äußerliche Belästigung durch Aknepickel ist allen Betroffenen bekannt. Überschießende männliche Sexualhormone (Androgene) sind bei der Jugendakne (auch bei Mädchen) häufigster Verursacher. Andauernde Akne bei Frauen über 25 hat oft auch eine allergische Komponente (siehe auch Allergien der Haut). Schminkmittel, Deodorantien oder die Antibabypille können mitschuldig sein, die Präparate sollten dringend gewechselt werden. Auch Aufregung, Kummer, Angst, Überforderung, Chemikalien, Farben, Gerüche können Akne auslösen. In schlimmen Fällen sollte ein Hautarzt zu Rate gezogen werden. Alle Leidenden müssen standhaft Süßigkeiten, Kakao, Schokolade, Nüsse, zuckerreiche Limonaden, scharfe Gewürze, Nikotin und Alkohol meiden, so gut es geht. Seifenfreie Reinigung, etwas Sonne (nicht zuviel!), Abhärtung durch Wind, Regen, Frischluft, Sport sind nützlich, viel Obst und Gemüse empfohlen. A-Vitamin bessert Akne – siehe Möhrensaft. Blutreinigend, drüsenanregend und damit hautwirksam sind auch Artischockensaft, Brennesselsaft, Brunnenkressesaft, Löwenzahnsaft und Petersiliensaft. Eine Kur von sechs bis acht Wochen ist erforderlich. Diese Säfte dienen auch der Hautpflege »von innen« bei unreiner Haut.

Alkoholmißbrauch. Von Mißbrauch ist zu reden, wenn täglich der Drang entsteht, reichlich Alkohol zu trinken, und wenn Nervosität auftritt, sobald der Alkoholspiegel sinkt. Stärkere Form: Fingerflattern, Depression oder Aggressivität, wenn dem Drang nicht nachgegeben wird. Berufliche und familiäre Konflikte werden durch Alkoholmißbrauch heraufbeschworen. Gesundheitsrisiken: Magenbeschwerden, Herzstörungen, Nervenschäden, Fettleber, Leberzirrhose. Entwöhnung dringend erforderlich. Psychotherapie. – Auch schon bei der »lieben täglichen Gewohnheit«, kleinere Mengen Alkohol zu trinken, sollte man bemüht sein, »Trockentage« einzulegen. Zur Entlastung der Leber und der Verdauung sind Löwenzahnsaft, Schwarzrettichsaft und Artischockensaft geeignet. Die Regenerierungskur sollte wenigstens vier Wochen dauern.

Allergien der Atmung. Siehe Asthma, Bronchitis, Heuschnupfen.

Allergien der Haut. Hautrötungen, Hautjucken, Pusteln, Pickel, Akne, Schuppungen können »allergische« Ursachen haben. Ausgelöst werden solche Überempfindlichkeiten oft durch Kontakt mit Kunststoff, Metall, Leder, einem speziellen Gemüse oder Obst, Pflegemitteln, Arzneimitteln, Wasch- oder Spülmitteln, Pflanzen, Tierhaaren, Staub, Dämpfen. Es gibt praktisch nichts, wogegen der Mensch nicht irgendwann plötzlich allergisch werden kann. Detektivarbeit ist nötig, um die auslösende Substanz zu entlarven und zu meiden. In ernsten Fällen muß der Hautarzt aufgesucht werden. Die Volksheilkunde empfiehlt unter anderem viel Weißkohl. Weißkohlsaft kann die allergische Neigung dämpfen. Weitere Pflanzensäfte zur Kräftigung der Haut: siehe Akne. Vierwochenkur empfohlen.

Angina. Entzündung der Rachenmandeln mit Schluckschmerz. Manchmal gelbliche Beläge im Rachenbereich, erhöhte Temperatur. Bei häufigen Anginen Gefahr für Herz- und Nierenschädigung durch Bakteriengifte: Dringend zum Hals-Nasen-Ohren-Arzt. Zweistündlich gurgeln – Salbeisaft ist geeignet. Während der Angina helfen Salbeisaft und Kamillensaft. Die Anfälligkeit zu immer neuen Erkrankungen kann durch eine Vierwochenkur mit Thymiansaft und Löwenzahnsaft gemindert werden. Geeignete

Kur-Cocktails finden Sie unter diesen Pflanzensäften.

Angst. Plötzlich auftretendes Angstgefühl ist fast immer ein Signal unregelmäßiger Herztätigkeit. Bei gleichzeitigem Brustschmerz und Atemnot Patienten hochlagern, Notarzt rufen. Niemals selbst »herumdoktern«! Ängstliche Unruhe, wie sie z. B. vor Prüfungen, bei beruflichen oder familiären Schwierigkeiten auftritt, kann gut mit Baldriansaft oder Johanniskrautsaft beseitigt werden (siehe dort). Bei anhaltenden Beschwerden Kur-Cocktails 8 bis 14 Tage lang nehmen.

Appetitlosigkeit. Bei Appetitlosigkeit im Vorfeld von Infektionskrankheiten – z. B. Erkältungen – sollte die jeweilige Krankheit behandelt werden, auf den Appetit kommt es kurzfristig nicht an. Gegen anhaltende Appetitlosigkeit bei Kindern hilft Hafersaft. Ergänzen kann man ihn mit Möhrensaft und Tomatensaft (siehe Seite 13 f.). Erwachsene sollten zusätzlich Wermutsaft nehmen. Eine Zwei- bis Dreiwochenkur kann den Appetit regulieren.

Arterienverkalkung. Medizinisch Arteriosklerose. Verengung der Arterien durch Ablagerung von Fettstoffen und Kalk. Ursachen nicht restlos geklärt, aber Übergewicht, Blutüberfettung, Bluthochdruck, fette Speisen, Alkohol, Bewegungsmangel, starker Nikotingenuß tragen dazu bei. Symptome: Vergeßlichkeit, sinkende Lern- und Merkfähigkeit, geistige und körperliche Leistungsschwäche, Unternehmungsunlust, Stimmungsschwankungen. Aufhaltbar und Vorbeugung durch fett-, fleisch- und zuckerarme Kost, Sport, Gymnastik, Laufen, Schwimmen, Radfahren (Ausdauertraining, wöchentlich mindestens dreimal 30 Minuten). Geeignete Pflanzensäfte: Artischockensaft, Bärlauchsaft, Knoblauchsaft, Zwiebelsaft. Kurmäßig mindestens vier Wochen, Wiederholungen im Abstand von sechs bis drei Monaten, gegebenenfalls auch in verringerter Dosis ständig. Wichtig: Arteriosklerose beginnt nicht erst im »Alter«, sondern bereits im vierten Lebensjahrzehnt!

Asthma. Bronchialasthma, entzündlich-allergische Reizung und Verkrampfung der Luftröhrenzweige mit Anfällen von Atemnot. Typische Zeichen: Blässe, blaue Lippen, Unruhe, Angst, Husten, kurze, schnappende, geräuschvolle Atmung. Asthmatiker wissen grundsätzlich, was zu tun ist. Lindernd und auf die Atemwege kräftigend wirken Huflattichsaft, Spitzwegerichsaft, Thymiansaft und Zinnkrautsaft den Beschwerden entgegen. Die Einnahme-Intervalle richten sich nach Häufigkeit und Stärke der Beschwerden. Möglicherweise wirken Zweiwochenkuren im Vierteljahresabstand am besten.

Atemnot. Bei starker, akuter Atemnot mit Herzbeschwerden: Patient hochlagern, Notarzt rufen. – Bei Atemnot durch Asthma, chronische Bronchitis, Emphysem: siehe Asthma. Bei Atemnot durch Nervosität: Johanniskrautsaft, Thymiansaft. Bei Atemnot durch Erkältungskrankheiten: siehe unter Grippe, Husten, Schnupfen.

Aufregung. Angespannter Erregungszustand der Nerven durch Ärger, Schreck, Zank, Ereignisse. Symptome: Unruhe, Herzbeschleunigung, Herzklopfen, Schlaflosigkeit. Danach Abgeschlagenheit, Müdigkeit, depressive Stimmungslagen. Geeignete Mittel: Baldriansaft, Borretschsaft, Johanniskrautsaft, Melissensaft, Kamillensaft. Der allgemeinen Nervenkräftigung nach Aufregungen kann eine Zwei- bis Dreiwochenkur dienen.

Aufstoßen. Rülpsen, Entweichen von Luft aus dem Magen, manchmal mit säuerlichem Geschmack (Sodbrennen). Ursachen: Zu hastiges und/oder zu reichliches Essen und Trinken. Maßnahmen: fünf kleine Mahlzeiten täglich statt drei große. Alkohol, Kaffee, scharfe Gewürze, Fett, Süßigkeiten stark einschränken. Bei saurem Aufstoßen Kartoffelsaft, Kamillensaft. Ansonsten eignen sich Schwarzrettichsaft, Löwenzahnsaft, Schafgarbensaft, Wermutsaft und Kur-Cocktails daraus. Eine Zweiwochenkur kann ausreichen, bei chronischen Beschwerden (Blähbauch) werden drei bis vier Wochen benötigt.

Blasenentzündung. Bei Frauen häufiger als bei Männern, weil kürzerer Infektionsweg. Typisch: häufiger oder ständiger, manchmal schmerzhafter Harndrang, auch nachts. Brennen beim Wasserlassen. Risiko: Infektion kann zu den Nieren aufsteigen. Urologischer Facharzt sollte unbedingt aufgesucht werden.

Im akuten Stadium nur Birkensaft, danach aber noch ein bis zwei Wochen

lang zusätzlich Bohnensaft, Zinnkrautsaft oder Petersiliensaft.
Ärztliche Weisungen strikt beachten!

Blähbauch. Siehe Aufstoßen.

Blutarmut. Anämie, Verminderung der roten Blutkörperchen oder des roten Blutfarbstoffes. Anämie durch Blutverlust bei Frauen mit starker Periode, bei Hämorrhoiden, Darmblutungen, Unfall. Immer ursächlich behandeln – ärztliche Klärung. Bei Blutarmut durch Vitamin-B12-Mangel oder Eisenmangel mit Müdigkeit, Schwäche, Zerschlagenheit, Infektanfälligkeit, Leistungsmangel, Blässe, blassen Nägeln und Lippen viel grüne Gemüse und Salate essen, Multivitamintabletten mit Vitamin B 12, Eisenpräparate. Unterstützend kurmäßig Brennnesselsaft, Hagebutten-Aprikosen-Nektar, Betesaft. Einnahme mindestens vier Wochen.

Bluthochdruck. Wesentlicher Risikofaktor für Herzinfarkt und Schlaganfall. Auslöser für Herz- und Kreislauferkrankungen. Die Betroffenen fühlen sich meist wohl und munter, viele wissen nicht, daß sie Bluthochdruck haben. Bei Verdacht: Klärung beim

Arzt, auch in vielen Apotheken kann man den Blutdruck messen lassen. Bei starkem Hochdruck immer zum Arzt. Leichter Hochdruck kann durch Gewichtsabnahme, wenig Fett und Fleisch, viel Obst und Gemüse und behutsam beginnendes, aber ausdau-

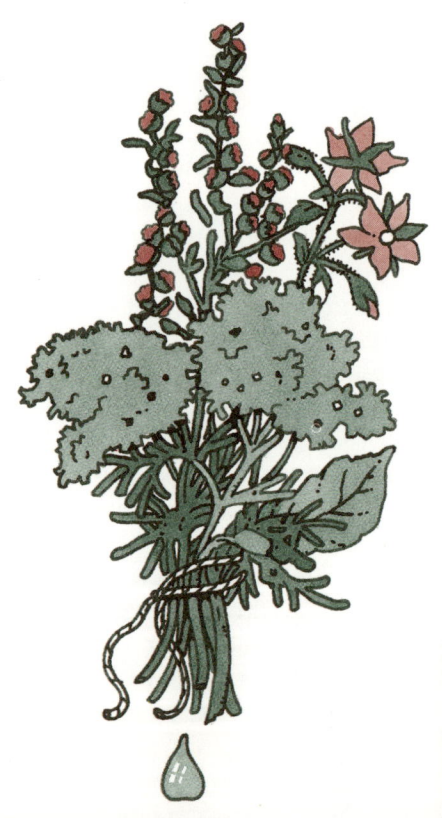

erndes Körpertraining (z. B. Radfahren) normalisiert werden. Knoblauchsaft und Mistelsaft zeichnen sich als vorzügliche Naturheilmittel zur Blutdrucksenkung aus. Sechs- bis Achtwochenkur empfohlen. Zusätzlich Weißdornsaft.

Blutniedrigdruck. Vor allem sind Jugendliche und junge Frauen betroffen. Niedrigdruck ist – im Gegensatz zu Hochdruck – fast immer harmlos, aber – im Gegensatz zu Hochdruck – lästig. Die Betroffenen sind müde, kommen schlecht in Schwung. Sehr empfehlenswert: Kneipp-Kur, Kneippsche Wechselgüsse (erst heiß, dann kalt) auf Beine und Arme – monatelang! Rosmarinsaft. Unterstützend wirken Weißdornsaft und Schafgarbensaft bei längerer Kuranwendung.

Blutüberfettung. Zu hoher Gehalt an Blutfetten verstärkt die Tendenz zur Arterienverkalkung – siehe dort. Begünstigt durch Übergewicht, fett- und fleischreiche Kost, durch Leberschwäche, Alkoholmißbrauch (siehe dort) oder Zuckerkrankheit (siehe dort). Verdachtsignale: Müdigkeit, »bleierne« Schwere. Gilt als Risikofaktor für Herz- und Hirninfarkt. Diagnose durch Blutuntersuchung beim Arzt. Maßnahmen: Fett- und fleischarme Kost, faserstoffreiche Gemüsekost, täglich 1 Liter Mineralwasser. Chemische Medikamente (Lipidsenker) nur in schweren Fällen. Geeignete Mittel der Natur: Artischockensaft, Birkensaft, Zwiebelsaft. Kur-Cocktails drei Wochen lang, nach dreiwöchiger Pause wiederholen. Mehrmals intervallmäßig.

Brechdurchfall. Mit Erbrechen verbundener Durchfall (siehe dort). Bei Säuglingen und im Babyalter sofort Kinderarzt rufen, da sehr schnell Gefahr der Austrocknung besteht. Essen nicht wichtig, aber ständig schluckweise trinken! Günstig wirken Kur-Cocktails mit Gänsefingerkrautsaft.

Brechreiz. Siehe Erbrechen.

Bronchitis. Luftröhren- oder Bronchialkatarrh, Folge von Kälte, Durchnässung, Bakterien, auch von allergischen Reaktionen (siehe Asthma). Typische Zeichen: Husten, Brustschmerz, Mattigkeit, Auswurf. Risiko: Bronchitis wird gern chronisch. Bettruhe empfohlen, feuchtkalte Brustwikkel. Ein- bis zweistündlich 1–2 Olbastropfen. Während der Krankheit und eine Woche darüber hinaus Huflattich-saft, Spitzwegerichsaft, Thymiansaft, Zinnkrautsaft sowie Kur-Cocktails daraus.

Darmgrippe. Allgemeine Bezeich-nung für Erkältungsinfektion des Darms, mit Krämpfen, Darmrumoren, Übelkeit, Durchfall oder Verstopfung. Während der Beschwerden Schafgar-bensaft, Wermutsaft, Sauerkrautsaft. Da-nach zur Darmentgiftung ein bis zwei Wochen lang Knoblauchsaft und Sauer-krautsaft in geeigneten Kur-Cocktails.

Depression. Schwere Depressionen gehören unbedingt in ärztliche Be-handlung. Wenn jedoch umgangs-sprachlich von »Depressionen« gere-det wird, handelt es sich meist um depressive Stimmungslagen, um seeli-sche Tieflagen, um länger andauernde oder oft wiederkehrende Verstim-mungen des Seelenlebens. Überla-stungen, Überforderungen meist nerv-licher und seelischer Art in Beruf und Familie sind häufigste Ursachen. Zu prüfen ist allerdings auch, ob Herz-, Nieren-, Magenkrankheit, Arterioskle-rose, Diabetes oder Krebs die depres-sive Stimmung herbeiführen. Von der Selbstverordnung chemischer Mittel,

sogenannter »Antidepressiva«, bei re-lativ leichten Gemütsverstimmungen kann nur dringend abgeraten werden. Dagegen kann eine Nervenkur mit Johanniskrautsaft, Borretschsaft, Ha-fersaft (vier Wochen oder länger) Ner-ven und Seele stärken, um die Bela-stungsfaktoren leichter zu ertragen.

Diabetes. Siehe Stichwort Zucker-krankheit.

Drüsenschwellungen. Was laien-haft als »Drüsenschwellung« bezeich-net wird, sind überwiegend Schwel-lungen von Lymphknoten im Nacken-, Kieferwinkel-, Achselhöhlen- oder Leistenbeugenbereich. Sie gehen oft mit Appetitmangel, Müdigkeit, Kopf-weh, Mandelentzündung einher. Die Lymphknoten schwellen an, wenn sie mit Entgiftungsarbeit aus Körper-schlacken überfordert sind. Dann soll-te immer reichlich Mineralwasser und Kräutertee getrunken werden. Die Pflanzensäfte Brennesselsaft, Löwen-zahnsaft, Selleriesaft und Petersilien-saft unterstützen die Ausleitung von Körperschlacken und aktivieren die Entgiftungsarbeit der Lymphknoten. Halten die (manchmal druckempfind-lichen) Schwellungen länger als zehn

Tage an: Internist zur Ursachenklärung heranziehen!

Durchfall. Entstehung durch verdorbene oder verunreinigte, mit Erregern verseuchte Lebensmittel (z. B. Salmonellen) oder durch Erkältungsinfektionen. Dauer: zwei bis fünf Tage. Schwere Verlaufsformen müssen ärztlich behandelt werden – Austrocknungsgefahr! Viel Mineralwasser und Kräutertee trinken, zwei bis drei Liter täglich sind nicht zuviel. Schafgarbensaft wirkt hier krampflösend, Gänsefingerkrautsaft stopfend. Da nach einem Durchfall die Darmflora geschwächt ist, empfiehlt sich noch zwei Wochen über die Beschwerden hinaus ein Kur-Cocktail mit Sauerkrautsaft. Außerdem können Wermutsaft und Weißkohlsaft zur Regulierung verbliebener Magenempfindlichkeiten beitragen.

Ekzeme. Sammelbegriff für zahlreiche Hautausschläge, meist mit Hautjucken, die von Laien kaum unterschieden werden können. In ernsten Fällen und bei Ausbreitungstendenz muß der Hautarzt aufgesucht werden. Reichliches Trinken und gute Harnausleitung begünstigen die Heilung. Brennesselsaft, Löwenzahnsaft, Brunnenkresse-saft, Petersiliensaft und Selleriesaft sowie Kur-Cocktails daraus sind empfohlen.

Eiterherde. Neigung zu eitrigen Pickelchen. Geeignete Pflanzensaftanwendungen: siehe Ekzeme. Bei anhaltenden Eiterneigungen, z. B. an Zähnen, Narben, Mandeln, sollte unbedingt ein jeweils zuständiger Facharzt aufgesucht werden.

Emphysem. Unter Lungenemphysem versteht man eine Lungenblähung durch Zerstörung von Lungenbläschen. Emphysemleidende kennen ihre Krankheit, die durch Atemschwäche gekennzeichnet ist und zu Herz- und Kreislaufstörungen führen kann. Zur Beschwerdelinderung tragen Huflattichsaft und Spitzwegerichsaft und der C-vitaminreiche Hagebutten-Aprikosen-Nektar bei.

Erbrechen. Bei anhaltender Übelkeit mit Neigung zu Erbrechen, manchmal auch noch mit Durchfall (siehe auch Brechdurchfall), kommt es darauf an, reichlich Mineralwasser und Kräutertee zu trinken, auch dann, wenn das Getränk ebenfalls wieder erbrochen wird. Die Krämpfe der Speiseröhre, die das Erbrechen herbeiführen, lassen sich durch Kur-Cocktails mit Gänsefingerkrautsaft, Schafgarbensaft und Wermutsaft lindern. Es empfiehlt sich die Einnahme noch etwa eine Woche über die Beschwerden hinaus. Bei unstillbarem, mehr als dreitägigem Erbrechen dringend den Arzt rufen.

Erkältungen. Siehe Grippe, Husten, Schnupfen.

Fieber. Am häufigsten tritt Fieber als Begleiterscheinung von Erkältungen auf. Es ist eine Abwehrreaktion des Körpers, die zwar lästig empfunden wird, aber der Heilung dient. Deshalb ist es grundsätzlich falsch, wenn ansonsten Gesunde Fieber mit chemischen Medikamenten unterdrücken. Bei Fieber sollte möglichst Liegeruhe gehalten werden. Feuchtkalte Wadenumschläge (am einfachsten: nasse Sokken) wirken erleichternd und erfrischend. Hagebutten-Aprikosen-Nektar und Betesaft sind zwei Vitaminträger, die das Abwehrsystem stärken. (Siehe auch Grippe, Husten, Schnupfen.) Bei hohem Fieber über 39 Grad sollte ein Arzt hinzugezogen werden. Viel trinken! Bei starkem Schwitzen: Salbeisaft.

Frauenbeschwerden. Frauenbeschwerden sind niemals ein Feld für die Selbstbehandlung. Entzündliche Prozesse im Bereich der weiblichen Organe können allerdings über die ärztlichen Verordnungen hinaus günstig beeinflußt werden: Salbeisaft, Kamillensaft, Thymiansaft, Spitzwegerichsaft. Unregelmäßige, zu starke oder zu schwache Periode beeinflussen im regulierenden Sinn Johanniskrautsaft, Borretschsaft. Beschwerden bei der Periode, Krämpfe im Unterleib, Hitzewallungen oder Beschwerden der Wechseljahre können durch Schafgarbensaft und Gänsefingerkrautsaft gebessert werden.

Frühjahrsmüdigkeit. Bekannte Erscheinung bei jung und alt, verbunden mit erhöhter Infektanfälligkeit. Ursachen: Relativer Vitaminmangel und Stoffwechselumstellung des Organismus. Günstig: eine vierwöchige Frühjahrskur mit Brennesselsaft und Löwenzahnsaft.

Gallenbeschwerden. Völlegefühl, Aufstoßen, Blähungen, Verdauungsstörungen gehören zu den »harmlosen« Gallenstörungen – geeignete Pflanzensäfte, die der Produktion von

Gallensaft und der besseren Entleerung der Gallenblase in den Darm dienen, sind: Artischockensaft, Schwarzrettichsaft, Löwenzahnsaft. (Siehe auch Aufstoßen.) Gallenkoliken, Folge von Gallensteinen, müssen ärztlich behandelt werden. Dringend erforderlich: Einschränkung des Fettverzehrs.

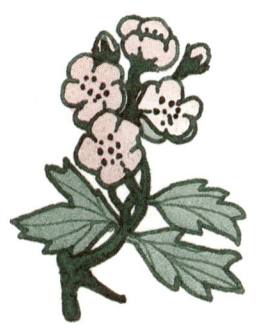

Gastritis. Magenschleimhautentzündung, oft mit gleichzeitiger Dünndarmentzündung (Gastroenteritis). Symptome: Druckgefühl, Oberbauchschmerz, Krämpfe, Übelkeit, Erbrechensneigung, Aufstoßen, Sodbrennen – einzelne Zeichen können fehlen. Geeignete Naturheilmittel: Gänsefingerkrautsaft, Schafgarbensaft, Weißkohlsaft, versuchsweise Wermutsaft, bei Magenübersäuerung Kartoffelsaft.

Gelenkrheuma. Medizinisch: Arthritis. Chronische Erkrankung nicht restlos geklärter Ursachen. Viren, Fehler im Abwehrsystem, Körpergifte (Schlacken), Bewegungs- und Abhärtungsmangel, Ernährungsfehler werden als Mitverursacher betrachtet. Frühzeichen: Morgensteifigkeit, Fingerweh und leichte Schwellungen an Händen und Füßen. Später »umherwandernde« Schmerzen in Knien, Knöcheln, Hüfte, Schultern, Armen. So früh wie möglich ärztliche Klärung durch Facharzt (Rheuma-Sprechstunde in Großkliniken), Gymnastik, Partnermassage, Kneippsche Wasseranwendungen (Kneipp-Kur!), Moorbäder. Reichlich Mineralwasser trinken. Birkensaft, Brennesselsaft, Wacholder-Extrakt fördern die Ausscheidung, was häufig zu erheblicher Besserung führt. Kurmäßig vier Wochen lang, Wiederholungen im Mehrmonatsabstand.

Gicht. Stoffwechselstörung mit erhöhtem Harnsäuregehalt im Blut, die zu schmerzhaften Gelenkentzündungen, vor allem an Händen und Füßen führt. Neben erblicher Anlage ist hauptsächlich zu reichlicher Fleisch- und Wurstverzehr verantwortlich. Übermäßiger Alkoholgenuß, Streit, seelische Konflikte verstärken die Gichtneigung. Arzt befragen; Fleisch- und Fettverzehr drastisch einschränken. Unterstützend wirken Birkensaft, Kamillensaft, Meerrettichdestillat, Selleriesaft. Sie regulieren den Harnsäuregehalt im Blut und dienen der Ausscheidung über die Nieren. Achtwochenkur, reichlich Mineralwasser trinken.

Grippe. Richtiger gesagt: Grippeartige Erkältungen mit Schnupfen, Husten, Bronchitis, Fieber, Magen- und Darmstörungen, allgemeiner Abgespanntheit (einzelne Symptome können fehlen), meist durch Bakterien und Viren gemeinschaftlich verursacht. – Bei hohem Fieber und schwerem Krankheitsgefühl muß der Arzt gerufen werden. Liegeruhe ist immer angezeigt. Betesaft und Hagebutten-Aprikosen-Nektar kräftigen allgemein das Abwehrsystem durch zusätzliche Vitamingaben. Brunnenkressesaft, Holundersaft, Salbeisaft, Spitzwegerichsaft (für Kinder), Thymiansaft, Zwiebelsaft wirken teils entzündungswidrig, teils ausscheidend. Geeignete Kur-Cocktails finden Sie unter den jeweiligen Pflanzensäften. Zwei- bis Dreiwochenkur empfohlen.

Halsschmerzen. Siehe Angina.

Harndrang. Häufiger Harndrang durch Infektion: siehe unter Blasenentzündung. Häufiger Harndrang bei Männern über 50, mit den Begleitsymptomen schwacher Harnstrahl, Nachtröpfeln, nachlassende Libido, läßt an eine Vergrößerung der Prostatadrüse denken: Alsbaldige ärztliche Klärung ist unbedingt erforderlich. Erst nachdem sichergestellt ist, daß es sich um keine bösartige Erkrankung handelt, kann Kürbissaft (siehe dort) zur Anregung des Harnsystems und der Prostatadrüse beitragen. Eine Kur von sechs bis acht Wochen ist erforderlich. Wiederholungen im Jahresabstand empfehlenswert.

Hautjucken. Siehe Ekzeme.

Hautunreinheiten. Siehe Akne.

Heiserkeit. Kehlkopfkatarrh durch Infektion, aber oft durch starkes Rauchen und Alkohol begünstigt. Ein bis zwei Wochen lang Kur-Cocktail mit Spitzwegerichsaft (siehe dort). Zusätzlich alle zwei Stunden mit Salbeisaft gurgeln, zum Lutschen Emser-Salz-Tabletten. Bei mehr als zweiwöchiger

Heiserkeit Hals-Nasen-Ohren-Arzt aufsuchen!

Hepatitis. Leberentzündung durch Virusinfektion. Ärztliche Behandlung dringend erforderlich, eventuell sogar ein Krankenhausaufenthalt. Danach bleibt die Leber lange Zeit ernstlich geschwächt. Artischockensaft, Brennnesselsaft dienen der Leberkräftigung. Eine vierwöchige Kur ist erforderlich.

Heuschnupfen. Allergie der Atemwege, überwiegend auf Blütenpollen, aber auch Tierhaare, Staub, chemische Dämpfe, Gerüche kommen als Auslöser in Frage. Brennesselsaft, Johanniskrautsaft, Zinnkrautsaft sind geeignet, die Anfallsneigung zu verringern. Empfehlenswert: Vierwochenkur vor Beginn der Pollenflugzeit. Ist der Heuschnupfen bereits ausgebrochen, können die Kur-Cocktails den Verlauf erleichtern – aber nicht »heilen«.

Herzbeschwerden. Gemeint sind nervöse oder funktionelle Herzstörungen wie schneller Puls, Herzklopfen, Stolpertöne, auch leichte, durch Trainingsmangel ausgelöste oder altersbedingte Herzschwäche (Ermattung und Kräfteverlust bei geringer körperlicher Belastung). Zunächst hat der Arzt zu klären, ob es sich tatsächlich um »harmlose« Beschwerden handelt. Danach ist sinnvolles Training angezeigt: Morgengymnastik, Radfahren, Schwimmen, Tischtennis, strammes Marschieren, kurze behutsame Läufe, Treppensteigen statt Fahrstuhl, Gartenarbeit, Aktivurlaub in einem heilklimatischen Kurort, Kneipp-Kur. Die Herzarbeit wird gefördert durch Weißdornsaft, Mistelsaft, Knoblauchsaft, Schafgarbensaft. Eine Vierwochenkur ist empfehlenswert. Ältere Menschen dürfen Kur-Cocktails auch über längere Zeiträume trinken. – Bei Herzschmerz immer zum Arzt!

Husten. Erkältungsinfektion. Chronischer, nichtinfektiöser Husten auch bei Rauchern. Hilfreich sind Huflattichsaft, Spitzwegerichsaft, Thymiansaft, Zinnkrautsaft, Zwiebelsaft.

Klimakterium. Wechseljahre der Frau, oft mit Unruhe, Gemütsstörungen, Bauchweh, Hitzewallungen. Geeignet sind Johanniskrautsaft, Gänsefingerkrautsaft, Schafgarbensaft.

Kopfschmerzen. Kopfweh ist keine Krankheit »an sich«, sondern immer

Zeichen einer Erkrankung. Schleichend, oft schon morgens einsetzend, Stunden bis Tage dauernd: Meist Bluthochdruck (siehe dort) oder Gefäßverengung durch Arteriosklerose (siehe dort) bzw. Gefäßkrämpfe. Bei Hinterkopf-Kopfweh bis in den Nacken kann ein Nerv an der Halswirbelsäule eingeklemmt sein: Kopfkreisen, Gymnastik, Schwimmen sind empfehlenswert, bei schlimmeren Beschwerden Orthopäden aufsuchen. Nachmittagskopfschmerz hinter Stirn und Schläfen: Augensehkraft prüfen lassen. Kopfweh als Wetterfolge oder bei nervöser Überanstrengung: Liegeruhe, kein Alkohol. Johanniskrautsaft, Hafersaft und viel Vitamine (Frischobst).

Krampfadern. Venenschwäche. Bei ersten Anzeichen können Bewegungsbäder, Wassergymnastik, Beinmassage, Bürstenbäder (nicht direkt auf den Krampfadern) helfen, als Badezusatz Roßkastanienextrakt. Krampflösend kann Gänsefingerkrautsaft, durchblutungsfördernd können Schafgarbensaft und Zwiebelsaft, gewebekräftigend Zinnkrautsaft wirken.

Kreislaufschwäche. Symptome: Blässe, kalte Hände und Füße, Schwäche, Schwindelgefühl, kalter Schweiß. Ausgelöst bei langem Stehen, Aufregung, Hitze, Wetterumschwung, Klimawechsel oder harmlosen Infektionen. Kommt häufig bei jüngeren Leuten mit niedrigem oder »labilem« Blutdruck vor. Zur Stabilisierung können Weißdornsaft und Schafgarbensaft beitragen. Einnahme: Kurmäßig etwa vier Wochen.

Ischias. Meist plötzlich einsetzender Schmerz des Ischiasnervs. Beginn einseitig, im oberen, seitlichen Teil des Gesäßes, Ausstrahlung ins Bein, Verschlimmerung bei Bewegung, Kälte, ungünstiger Lage. Bei starken Schmerzen muß der Arzt Vitamin B 12 spritzen. Zusätzlich warme Sitzbäder, warme Güsse, warme Wickel. Gänsefingerkrautsaft, Schafgarbensaft (beide krampflösend) und Baldriansaft (nervenberuhigend) können die Beschwerden lindern. Einnahme einige Tage über die Beschwerden hinaus.

Magengeschwüre. Grundsätzlich sind die ärztlichen Anweisungen zu befolgen. Zusätzlich können chronisch Magenleidende jeweils im Frühjahr und im Herbst – den Hauptbeschwerde-Zeiträumen – ausprobieren, ob Sie mit Löwenzahnsaft, Gänsefingerkrautsaft, Wermutsaft, Kartoffelsaft (Kur-Cocktails Nr. 3, 15, 30, 50) Besserung erzielen. Es wird empfohlen, die verschieden zusammengesetzten Kur-Cocktails nach und nach auszutesten und die Wirkungen zu beobachten. Einnahmedauer: Jeweils etwa drei Wochen lang.

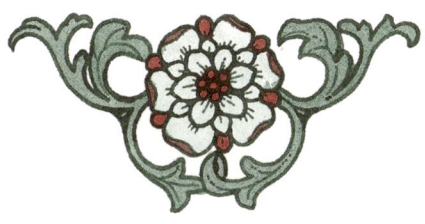

Magenschmerzen. Wenn Magenschmerzen aus ungeklärter Ursache plötzlich auftreten, kann dies Folge verdorbener Lebensmittel (siehe Durchfall), zu starken Alkoholgenusses (siehe Alkoholmißbrauch), nervöser Überreizung (siehe Nervosität) oder einer Erkältungsinfektion (siehe Darmgrippe) sein.

Magerkeit. Bei plötzlicher, rapider Abmagerung ist immer der Arzt zu Rate zu ziehen. Da immerhin ein Viertel aller Schulkinder und Jugendlichen bis zum 18. Lebensjahr irgendwann untergewichtig sind – oft als Folge von Appetitlosigkeit –, sollten Eltern den Appetit fördern. Geeignet sind Hafersaft, auch Möhrensaft, Tomatensaft, Gemüsemischsäfte, Hagebutten-Aprikosen-Nektar, viel Frischobst und Rohgemüse als Salate.

Mattigkeit. Meist Folge von Vitamin- und Mineralstoffmangel. Nützlich sind Möhrensaft, Gemüsesäfte mit reichem Vitamingehalt. Hagebutten-Aprikosen-Nektar, Hafersaft, Frischobst, Rohgemüse als Salate. Eine Stunde zusätzlich Liegeruhe wirkt sich sicher gut aus, andererseits aber auch strammes Marschieren, Radfahren, Schwimmen, Treppensteigen, allgemeines Körpertraining, kalte Armbäder bis zu den Ellenbogen im Waschbecken (eine Minute), heiß-kalte Wechselgüsse mindestens bis zu den Knien, besser bis zur Leistenbeuge.

Migräne. Viele Leute haben einfach nur Kopfschmerz (siehe dort) und reden von Migräne. »Echte« Migräne ist anfallsweiser, meist halbseitiger Stirn-Schläfen-Kopfschmerz, häufig mit Übelkeit, Erbrechen, Lichtscheu oder Tränenfluß verbunden. Was jeder selbst überprüfen muß: Sind häufiger und reichlicher Alkoholgenuß, zu starkes Rauchen, selbstverordnete Medikamentengewöhnung im Spiel? Spielen Angst, Ärger, Kummer, Sorgen, Aufregung eine Rolle? Im Anfall möglichst Bettruhe, Kopfmassage, dunkles Zimmer, wenigstens Sonnenbrille. Manchmal hilft Bohnenkaffee. Kamillensaft, Melissensaft, Thymiansaft können helfen, müssen aber in jedem Fall einzeln ausprobiert werden. Ist einmal der »richtige« Saft gefunden, empfiehlt sich eine Sechs- bis Achtwochenkur. Wichtig: Die Säfte können den Migräneschmerz nicht betäuben, aber die Anfallsbereitschaft herabsetzen.

Mitesser. Siehe Akne.

Morgensteifigkeit. Siehe Gelenkrheuma.

Muskelrheuma. Unterstützende Behandlung durch Pflanzensäfte wie bei Gelenkrheuma (siehe dort).

Nackenschmerzen. Verspannungen der Nerven im Nackenbereich. Tritt oft zusammen mit Schmerzen an der Halswirbelsäule auf, sogenanntes Halswirbelsäulen-Syndrom. Ebenso häufig tritt Nacken-, Schulter-, Armschmerz auf. Typische Beschwerden bei sitzender oder einseitiger, stehender Beschäftigung. Wichtig sind vor allem Auflockerungsübungen, die richtig nur in einem Gymnastikkursus gelernt werden können. Schwimmen und Wandern sind nützlich, eine Kneipp-Kur kann Wunder wirken. Auf bessere Körperhaltung sollte geachtet werden. Einreiben der Schmerzregionen mit Heilpflanzenölen. Der Beruhigung gereizter Nerven können Gänsefingerkrautsaft und die unter Gelenkrheuma (siehe dort) angegebenen Pflanzensäfte dienen.

Nachtblindheit. Unter Nachtblindheit versteht man vermindertes, vor allem in der Farbe gestörtes Dämmerungssehen, denn bei absoluter Dunkelheit sieht kein Mensch irgend etwas. Sehkraft, insbesondere Dämmerungssehen, wird durch Vitamin A gekräftigt, das in Fisch, Milch, Eiprodukten, Grüngemüse und als »Provitamin« Karotin in Möhren, Hagebutten, Aprikosen enthalten ist. Weniger die Zufuhr, als vielmehr die Aufnahmefähigkeit von A-Vitamin scheint insbesondere bei Älteren vermindert, was zur Folge hat, daß die Zufuhr verstärkt werden muß. Möhrensaft und Hage-butten-Aprikosen-Nektar sind dazu be-stens geeignet. Da A-Vitamin fettlöslich ist, empfiehlt es sich, in die entspre-chenden Kur-Cocktails einige (weni-ge!) Tropfen Speiseöl zu geben. Die Kur sollte mindestens vier Wochen, kann auch acht Wochen lang durchge-führt werden.

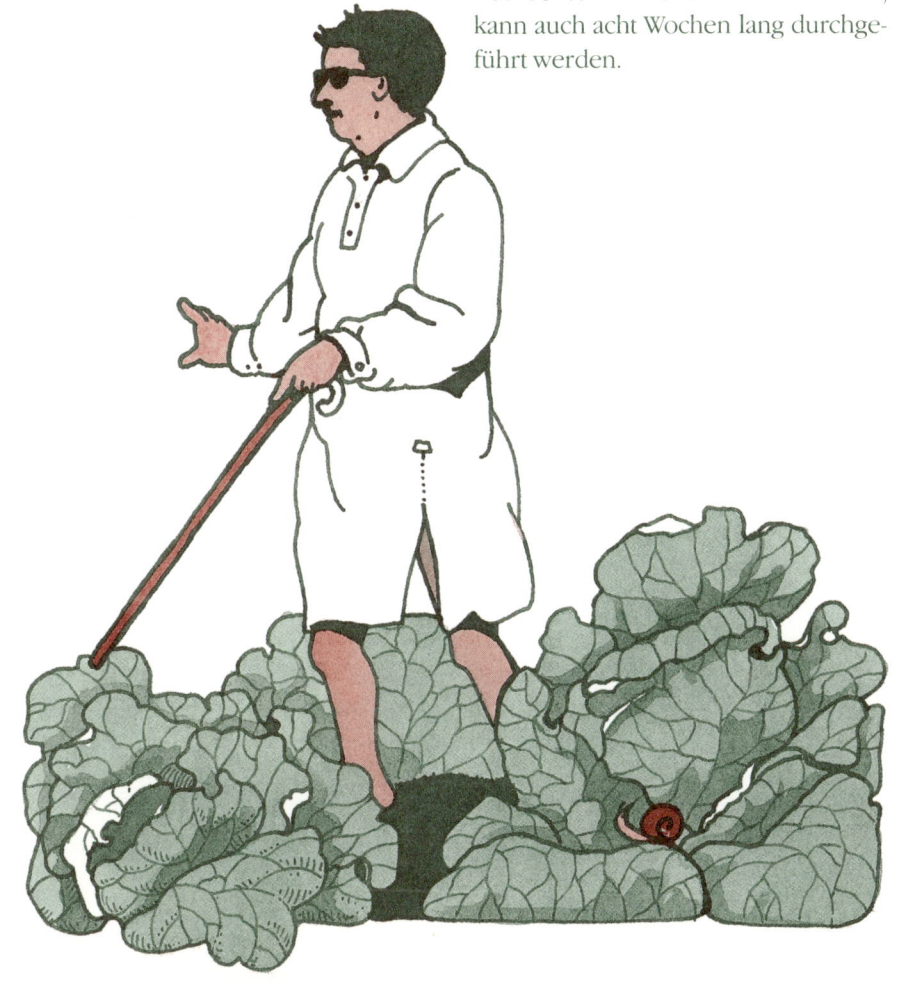

Nachtschweiß. Bis zu drei Viertel Liter Schweiß geben Gesunde ohne besondere Körperanstrengung in 24 Stunden ab, bei Hitze und Anstrengung entsprechend mehr. Schwitzen ist wichtig zur Regelung der Körpertemperatur und zur Ausscheidung von Schlacken. Normales Schwitzen nicht durch Sprays unterdrücken. Zu starke Schweißneigung ohne erkennbare Krankheit insbesondere nachts, läßt sich durch Salbeisaft regulieren. Ergänzung eventuell durch Schafgarbensaft, Zwei- bis Dreiwochenkur. Bei extremem Schwitzen sollte die Ursache vom Arzt geklärt werden.

Nervöse Erschöpfung. Nervliche Erregung bei körperlicher Mattigkeit. Müdigkeit mit Schlafstörungen, Schwächegefühl, Schweißbildung, Kopfdruck. Reizbarkeit, Hautjucken, Pulsschwankungen, leichte Atemnot, Potenzschwäche können dabei sein. Ursachen können sein: Vitamin- und Mineralstoffmangel, Ärger, Kummer, Sorgen, Angst, zu starker Genuß von Alkohol, Medikamenten, Nikotin, nervliche oder geistige Überlastung, chronische, »schwelende« Infektionen (z. B. Angina, Entzündungen des Zahnfleischs, des Blinddarms, von Narben,

der Haut). Kuren in heilklimatischen Kurorten können Wunder wirken. Autogenes Training sollte erlernt werden. Wochenlang Johanniskrautsaft, Hafersaft, Borretschsaft.

Nervöse Unrast. Im Gegensatz zur nervösen Erschöpfung führt die eigentliche »Nervosität« auch zu körperlicher Unrast. Typisch: rastlose Betriebsamkeit bis an den Rand des Zusammenbruchs, im Volksmund als »durchdrehen« bezeichnet, fahrige Bewegungsabläufe, starkes Gestikulieren mit den Händen, Grimassenschneiden beim Reden, schnelles Sprechen, sprunghafte Themenwahl, Schlafschwierigkeiten. Autogenes Training (siehe nervöse Erschöpfung) ist dringend empfohlen, ebenso eine Ruhigstellung der Nerven in einer Kur. Wochenlang Baldriansaft (mindestens morgens und abends), Johanniskrautsaft, Wolfstrappsaft, Hafersaft.

Nierenentzündung. Bei jedem Verdacht auf Nierenentzündung muß unbedingt sofort ein Facharzt für Urologie aufgesucht werden. Seine Verordnungen sind strikt zu befolgen: Antibiotika, Bettruhe, Wärme. Verdachtzeichen: Nierenschmerz, Nierendruck, trüber Harn, Kopfdruck, Gesichtsschwellung (oft nur an den Augenlidern). Nach der akuten Erkrankung sind nierenstärkende Pflanzensäfte wochenlang empfohlen: Birkensaft, Zinnkrautsaft, Selleriesaft, etwa drei Wochen lang.

Nierensteine. Bedürfen immer ärztlicher Behandlung. Da die einmal entstandene Neigung zur Grieß- und Steinbildung grundsätzlich lebenslang bestehen bleibt, sollte ständig reichlich getrunken und für erstklassige Ausleitung gesorgt werden. Birkensaft, unter Umständen auch Selleriesaft, Petersiliensaft, zur gleichzeitigen Stützung von Herz und Kreislauf, Weißdornsaft und Bohnensaft tragen dazu bei. Ein- bis Zweiwochenkuren im Abstand von drei Monaten bei gleichzeitiger Steigerung der Flüssigkeitsmenge (Durchspülungs-Effekt) sind empfehlenswert.

Ödeme. Siehe Wasserstauung.

Puls, schneller. Medizinisch: Tachykardie. Bei Pulsbeschleunigung durch allgemeine Aufregung bzw. Nervosität: siehe nervöse Erschöpfung und nervöse Unrast. Bei Pulsbeschleunigung in der Folge von funktionellen Herzstörungen: siehe Herzbeschwerden.

Puls, langsamer. Medizinisch: Bradykardie. Bei langsamem Puls unter 60 Schlägen pro Minute muß immer ein Internist Ursachen klären und Maßnahmen treffen. Im Grenzbereich unter 70 Schlägen pro Minute kann mit Weißdornsaft, Mistelsaft, Knoblauchsaft Besserung erzielt werden.

Periodische Störungen. Siehe Frauenbeschwerden.

Raucherhusten. Geeignete Pflanzensäfte: siehe Husten. Besserungen können aber nur erzielt werden, wenn zugleich Bemühungen zur Ursachenbekämpfung unternommen werden, also am besten zu rauchen aufhören. Kompromiß: Leichte Zigaretten rauchen. Nicht mehr inhalieren, jeden zweiten Zigarettenwunsch unterdrükken, Zigaretten nur noch zur Hälfte rauchen.

Rheuma. Siehe Gelenkrheuma.

Schlafstörungen. Meist nervöse Ursachen, daher Behandlung grundsätzlich wie bei nervöser Erschöpfung und nervöser Unrast beschrieben. Hauptmittel ist in jedem Fall Baldriansaft für den Abend. Wichtig: Größere Alkoholmengen wirken schlafstörend, auch wenn sie zunächst zu schnellerem Einschlafen verhelfen sollten.

Schluckbeschwerden. Siehe Angina.

Schnupfen. Schleimhautentzündung der Nase mit Niesen und Nasenlaufen. Möglichst keine Nasensprays – bei stärkerer Dosierung werden die Schleimhäute angegriffen. Besser: ein- bis zweistündlich 1 Olbastropfen unter die Nase tupfen (nicht hinein!). Kopfdampfbäder mit Olbas-Zusatz (1–2 Tropfen). Nachts 3–4 Tropfen auf die Brust geben – bessert die Nasenatmung. Pflanzensäfte können den Verlauf günstig beeinflussen: Salbeisaft, Thymiansaft, Kamillensaft. Reichlich trinken, um die Ausscheidung der Erreger und ihrer Giftstoffe zu fördern.

Schulter-Arm-Schmerz. Siehe Nackenschmerzen.

Schwäche. Siehe Mattigkeit. Mit plötzlich einsetzender Schwäche beginnen die meisten Infektionskrankheiten, auch banale Erkältungen. Bei allmählich sich einschleichender Schwäche kann Vitaminmangel vorliegen. Halten ernsthafte Schwächezustände wochenlang an, so muß die Ursache vom Arzt geklärt werden!

Sodbrennen. Hochsteigen von saurem oder gallig-bitterem Magen- oder Zwölffingerdarmsaft in den Mund, meist mit brennendem Gefühl im Rachen verbunden. Ursachen: Zu fettes, reichliches oder süßes Essen, Alkohol, Nikotin, starker Kaffee, Gallenstörungen (siehe auch Gallenbeschwerden und Aufstoßen). Kartoffelsaft ist das beste Gegenmittel bei Übersäuerung. Außerdem sind Artischockensaft, Löwenzahnsaft, Schwarzrettichsaft nützlich. Bei gleichzeitig auftretenden Magenbeschwerden: siehe Gastritis.

Schweiß. Siehe Nachtschweiß.

Übergewicht. Starkes Übergewicht (mehr als 20 Prozent) gilt als Risikofaktor für Herz- und Hirninfarkt und führt oft zu Bluthochdruck, Arterienverkalkung, Blutüberfettung. Je stärker das Übergewicht wird, desto mehr neigt der Körper zu immer weiterer Gewichtszunahme (Fettsucht). Abbau von Übergewicht durch drastische Kürzung des Fett- und Fleischverzehrs im Austausch mit mehr Gemüse und Obst. Verzicht auf Alkohol. Maßnahmen zur Belebung des Stoffwechsels unterstützen wirksam erwünschte Gewichtsabnahme, bleiben aber wirkungslos, wenn weiterhin stark gegessen wird. Brennesselsaft und Löwenzahnsaft aktivieren den Stoffwechsel. Eine Vierwochenkur ist empfehlenswert. Danach kann eine Vierwochenkur mit Artischockensaft und Birkensaft angeschlossen werden – sie senkt den Cholesterinspiegel im Blut.

Untergewicht. Siehe Magerkeit.

Vitaminmangel. Siehe Mattigkeit.

Völlegefühl. Siehe Aufstoßen und Sodbrennen.

Vergeßlichkeit. Siehe Arterienverkalkung. Nervös bedingte Vergeßlichkeit bei Jüngeren, auch schon bei Kindern, kann wirksam durch Johanniskrautsaft, Hafersaft, Borretschsaft, bei gleichzeitiger nervöser Überregbarkeit auch durch Wolfstrappsaft gebessert werden. Eine Vierwochenkur ist erforderlich. Bei Kindern kann Hafersaft unbedenk-

lich auch länger gegeben werden. Vitamin- und mineralstoffreiche Aufbaumittel sind zusätzlich nützlich: Hagebutten-Aprikosen-Nektar. Möhrensaft, Betesaft, vitaminreiche Fruchtsäfte, Frischobst und Rohgemüse (Salate).

Verstopfung. Obstipation. Wer nicht täglich, zur gleichen Zeit, mindestens aber jeden zweiten Tag einen leichten, angenehmen Stuhlgang hat, muß sich als »verstopft« betrachten. Dauereinnahme von Abführmitteln, auch pflanzlichen, rezeptfreien, ist schädlich. Ernährungsumstellung führt viel eher zum Ziel: viel Obst und Gemüse, Vollkornbrot, Kartoffeln. Auch viel Bewegung, Bauchmassage, Gymnastik, Radfahren, Schwimmen wirken sich positiv aus. Reichlich trinken: täglich 1 Liter Mineralwasser. Chemische Abführmittel sollten unbedingt abgesetzt werden. Für den Übergang, aber höchstens vier Wochen lang, Manna-Feigen-Sirup, aus dem man sich durch Dosisverringerung langsam ausschleichen sollte. Brunnenkressesaft, Löwenzahnsaft fördern als Bittermittel den Gallenfluß. Sauerkrautsaft reguliert die Darmflora. Unter den einzelnen Pflanzensäften finden Sie geeignete Kur-Cocktails.

Wasserstauungen. Ödeme. Wasserstauungen unter der Haut sind immer Zeichen einer Erkrankung. Morgens leicht geschwollene Hände und Füße sprechen für ein rheumatisches Frühstadium (siehe Gelenkrheuma). Insbesondere Gesichts- und Lidschwellungen lassen eine Nierenstörung vermuten – unter dem Stichwort Nierenentzündung finden Sie Pflanzensäfte, die die Ausleitung der Körperflüssigkeit fördern. Ödeme an Füßen und Händen, die insbesondere nachmittags auftreten, können auch Signal beginnender Herzleistungsschwäche sein (siehe Herzbeschwerden).

Zahnfleischbluten. Hat nichts mit Parodontose zu tun, sondern ist eine eigene Krankheit, eine akute Erkältungsinfektion des Zahnfleisches und der umgebenden Schleimhäute. Maßnahmen: Zähne weiterhin putzen, Zahnfleisch mit der Bürste trotz der Blutungen behutsam massieren. Bei Vernachlässigung kann die Erkrankung chronisch werden – das Zahnfleisch verfärbt sich bläulich. Dann muß ein Zahnarzt aufgesucht werden. Während akuter Blutungen im Abstand von ein bis zwei Stunden kräftige Mundspülungen mit Salbeisaft, bei Kindern mit Kamillensaft. Hagebutten-Aprikosen-Nektar und andere vitaminreiche Säfte, auch Multivitamintabletten unterstützen die Heilung, die binnen drei Wochen erzielt werden sollte.

Zuckerkrankheit. Diabetes. Diabetiker kennen ihre Krankheit und wissen sie zu behandeln. Problematisch ist die Früherkennung des meist erst in der Lebensmitte oder später auftretenden »Gegenregulations-Diabetes«: Verdacht bei starkem Durst, häufiger Harnentleerung, Müdigkeit, Hautjukken, Heißhunger und Neigung zur Fettleibigkeit. Verminderte geistige und körperliche Leistungskraft. Die Harnteststreifen, in der Apotheke erhältlich, zeigen Grenzwerte unterhalb der »Nierenschwelle« nicht an. Bei Verdacht deshalb ärztliche Blutzuckerkontrolle. Bitte lesen Sie hierzu Seite 99 ff. Bei behandlungspflichtigen Diabetes-Erkrankungen ist es nötig, die Maßnahme mit dem Arzt zu besprechen, denn jede durchaus erwünschte Absenkung des Blutzuckerspiegels durch diätetische oder/und naturheilkundliche Maßnahmen hat zur Folge, daß die Dosierung der Medikamente angepaßt werden muß.

Stichwortverzeichnis

Ein echtes Volksbuch: Die Naturheilmittel der berühmten Kräuterschwester.

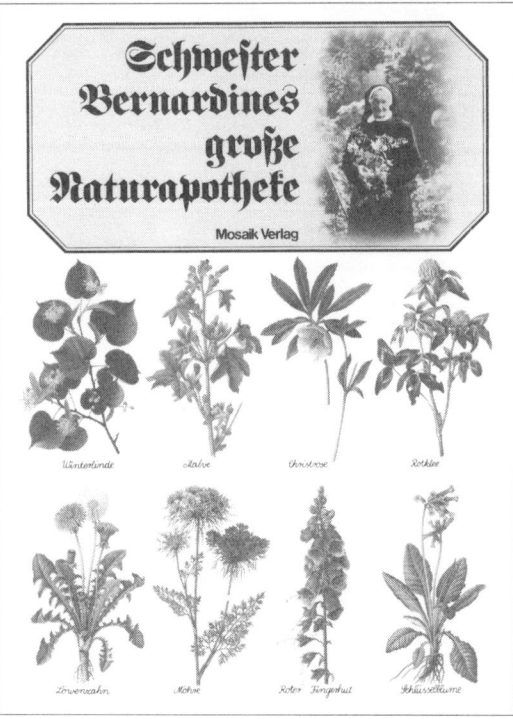

Mit diesem Nachschlagewerk, das unter wissenschaftlicher Beratung eines Arztes, eines Apothekers und eines Botanikers entstanden ist, gibt Schwester Bernardine das alte Volkswissen weiter, bevor es endgültig in Vergessenheit gerät. Das Buch gibt Auskunft über das Sammeln, Trocknen und Lagern aller Heilkräuter, ihre Wirkstoffe und Heilmöglichkeiten, ihre Zubereitung und Anwendung bei Krankheiten und Beschwerden.

Schwester Bernardine hat unzähligen Menschen geholfen, mit natürlichen Mitteln Leiden zu lindern und Krankheiten zu kurieren. Schwester Bernardine, die durch das ZDF-Magazin »Mosaik« über ihre Heimat hinaus einem großen Publikum bekannt wurde, hat in ihrem Buch alle Erkenntnisse der Naturheilkunde zusammengefaßt.

360 Seiten mit über 700 Abbildungen
Leinen mit Schutzumschlag

Mosaik